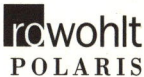

POLARIS

# WOLFRAM GÖSSLING

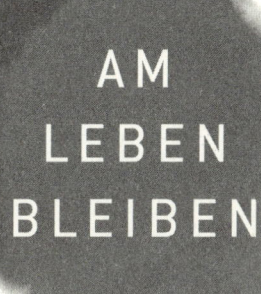

# AM
# LEBEN
# BLEIBEN

## Ein Onkologe
## bekämpft seinen Krebs

Rowohlt Polaris

Anmerkung des Autors:
Die Namen und biografischen Details aller Patient:innen
wurden zu deren Schutz verändert.

Originalausgabe
Veröffentlicht im Rowohlt Taschenbuch Verlag, Hamburg, Juni 2023
Copyright © 2023 by Rowohlt Verlag GmbH, Hamburg
Lektorat und Übersetzung aus dem
amerikanischen Englisch Doris Mendlewitsch
Covergestaltung Hauptmann & Kompanie Werbeagentur, Zürich
Coverabbildung Jose A. Bernat Bacete/Getty Images
Satz aus der Bennet bei Pinkuin Satz und Datentechnik, Berlin
Druck und Bindung CPI books GmbH, Leck
ISBN 978-3-499-00605-0

# INHALT

\*

ANHANG

*Für Helle, die meine Hand*
*gehalten hat, als die Nacht*
*am dunkelsten war*

\*

*Für meine Patientinnen*
*und Patienten, die mich Mut*
*und Hoffnung gelehrt haben*

# VORHER

Dieses Buch hätte schon viel früher fertig sein sollen. Fünf Jahre hatte ich nach der Diagnose und Behandlung eines Angiosarkoms, einer extrem aggressiven Krebsform in meinem Gesicht, gewartet, ehe ich mit dem Schreiben begann. Ich wollte sicher sein, dass ich eine positive, eine optimistische Geschichte zu erzählen hatte. Eine Geschichte des Triumphs, des Sieges von Leben über Tod, von Hoffnung über Verzweiflung, von Heilung über Schmerz. Eine Geschichte, die anderen Krebspatienten eine Hilfe sein sollte.

Ein Angiosarkom ist ein Krebs, der im Gewebe der kleinen Blutgefäße entsteht. Weil er so selten vorkommt, weiß man wenig über ihn. Zu den halbwegs gesicherten Erkenntnissen gehörte damals, 2013, dass die langfristigen Überlebenschancen äußerst gering sind; die Diagnose kam im Grunde einem Todesurteil gleich. Doch das konnte ich nicht akzeptieren. Ich war verheiratet, Vater von vier kleinen Kindern, viel beschäftigt und stand mitten im Leben. Meine Heimat ist Bielefeld, doch ich lebe schon seit vielen Jahren in den USA und bin Professor und Chefarzt an der Harvard Medical School in Boston. Als Onkologe und Gastroenterologe behandele ich vor allem Patienten mit chronischen Lebererkrankungen und Leberkrebs. Ich leite die Abteilung Gastroenterologie am Massachusetts General Hospital in Boston, einem der ältesten und renommiertesten Krankenhäuser des Landes. In meinem Forschungslabor untersuchen wir unter anderem, welche Faktoren dazu führen, dass sich die Leber nach einer Schädigung erholt oder warum sich in der chronisch entzündeten und vernarbten Leber Krebs bildet. Außerdem leite ich ein innovatives Ausbildungsprogramm an der Harvard Medical School, eine einzigartige Kooperation von Harvard und dem Massachusetts Institute of Technology, bei der sich wissenschaftsorientierte Mediziner und Ingenieure mit der Gesundheit der Zukunft beschäftigen. Ich hatte alle Hände voll zu tun und war neugierig auf die Aufgaben, die ich als Wissenschaftler und Arzt noch lösen würde. Ich hatte viele spannende Jahre vor mir, dessen war ich mir sicher.

Als der Krebs an meine Tür klopfte, war ich in keiner Weise auf ihn vorbereitet. Ich war doch gerade erst fünfundvierzig Jahre alt! Obwohl ich bereits einige deutlich jüngere Patienten behandelt hatte, die an Krebs erkrankt und auch daran gestorben waren, war mir nie in den Sinn gekommen, dass auch ich ein Patient werden könnte: Zu diesem Zeitpunkt hielt ich die Notwendigkeit einer Lesebrille für mein größtes gesundheitliches Problem.

Ich nahm also den Kampf gegen die Krankheit auf, und ich blieb am Leben. Ich bin noch mal davongekommen. Diese Erfolgsgeschichte sollte auch anderen Menschen Mut machen. 2019 begann ich mit dem Schreiben, 2020 hatte ich einen Verlag gefunden, der das Buch publizieren würde, und die Arbeit schritt zügig voran.

Dann trat die Katastrophe ein: Der Krebs kam zurück. Er befand sich jetzt unter meinem linken Auge, genau gegenüber der Stelle der ersten Erkrankung. Erneut stand mir eine äußerst aggressive Therapie bevor. Ob sie zu einer Heilung führen würde, war vollkommen ungewiss. An eine Fortsetzung des Schreibens war jedenfalls nicht zu denken. Dass meine Kräfte unter den gegebenen Umständen nicht dafür ausreichen würden, war mir nur zu klar. Ganz abgesehen davon, dass der ursprüngliche Inhalt nun möglicherweise überholt war.

Unter großen Mühen und mit der Hilfe meiner Frau und meiner behandelnden Ärzte überstand ich auch die zweite Therapie inklusive sämtlicher Operationen der plastischen Chirurgie. Außerdem profitierte ich von den medizinischen Fortschritten, die in diesen wenigen Jahren – von meiner ersten bis zu meiner zweiten Erkrankung – erzielt worden waren. Also lauter gute Gründe, doch ein Buch zu schreiben und zu zeigen, dass es zwar Rückschläge im Kampf gegen den Krebs gibt, sie aber nicht unbedingt das Ende bedeuten müssen. Und so ist ein Buch entstanden über Ausdauer, über Zweifel und Verzweifeln, über Schmerz und Verlust, über Grenzen und Einschränkung, aber auch über Reifung, Wachstum und Gewinn.

Wie aber schreibt man ein Buch über zwei Krebserkrankungen, die sich in vielen Punkten sehr gleichen und doch so verschieden sind? Was ursprünglich wie eine mehr oder weniger chronologische Krankengeschichte geplant war, funktionierte nun nicht mehr, ich konnte das alte Manuskript nicht einfach um die zweite Krankengeschichte verlängern. Es gab zu viele Ähnlichkeiten, Versatzstücke, Wiederholungen, ab und zu auch Leerlauf. Was für mich beim ersten Mal im Moment des Erlebens besonders gravierend war, verlor beim zweiten Mal an Bedeutung und umgekehrt.

Ich werde daher diese beiden Erfahrungen parallel schildern. Dabei nehme ich zwei Standpunkte ein: Ich erzähle zum einen aus meiner Perspektive als Patient, der Hilfe sucht und findet, und zum anderen als Arzt. Ich hoffe, dass ich mit meiner Geschichte Krebskranke und ihre Angehörigen erreichen kann, sodass sie ihre Erkrankung besser verstehen und sich – so weit das eben möglich ist – ermutigt fühlen, den Weg durch die Krankheit aufzunehmen. Meinen Kolleginnen und Kollegen in den Heilberufen möchte ich die Situation der Patienten und ihre Bedürfnisse vermitteln, die sie – aus welchen Gründen auch immer – oft nicht selbst ansprechen können.

Meine Wandlung vom Krebsarzt zum Krebspatienten war schmerzhaft und entbehrungsvoll, aber auch auf vielerlei Art eine bereichernde Erfahrung. Ich kann nicht wirklich beurteilen, ob mich die Krankheit zu einem fähigeren Arzt gemacht hat – aber dass ich ein anderer Arzt geworden bin, das steht fest. Weil ich das, was meine Patienten erleben, am eigenen Leib erfahren habe. Weil ich nachfühlen kann, wie es ist, aus einem Leben der Fülle herausgerissen und von einer potenziell tödlichen Krankheit bedroht zu werden.

Ich bin nicht nur Ehemann und Vater, sondern auch Kamerad, Freund, Musiker, Jogger, Radfahrer, leidenschaftlicher Camper und Wanderer, ein Natur- und Vogelbeobachter, der noch immer über all das staunen kann, was die Welt bietet. Dass ich wieder gesund geworden bin, meiner Arbeit und meinen Hobbys nachgehen kann, lässt mich ebenso staunen, selbst wenn ich wirklich nur in den allerdunkelsten Momenten daran zweifelte, dass alles gut ausgehen würde. So ist das Buch im zweiten Anlauf noch optimistischer, noch zukunftsgewandter, noch hoffnungsvoller geworden als die erste Version – es bezeugt, dass ich am Leben blieb.

# AUF DER KIPPE

Ich erhielt meine erste Krebsdiagnose an einem Montagmorgen, am 4. Februar 2013, als ich gerade mitten in der Vorlesung vor Medizinstudenten der Harvard Medical School war. Ich erinnere mich genau an den Tag, es war ein kalter, sonniger Februarmorgen, minus sechs Grad, der Beginn einer aufregenden Woche: Ich leitete den Kurs «Einführung in die klinische Medizin» mit dreißig Studierenden, die hier lernen sollten, wie man mit Patienten spricht, ihre Symptome und Beschwerden erkennt, die Krankheitsgeschichte aufnimmt und sie untersucht. Der Kurs dauert drei Monate und ist interdisziplinär ausgerichtet, zahlreiche Lehrende verschiedener Fachrichtungen sind daran beteiligt. Ich hielt die Einführungsveranstaltung am ersten Tag und gab einen Überblick darüber, wie man eine Anamnese erstellt.

Ich hatte ungefähr zehn Minuten gesprochen, als sich mein Klinik-Pager meldete – ein Gerät, das ich schon fünfzehn Jahre lang an meinem Gürtel trug, damit ich im Notfall erreichbar wäre, falls bei einem meiner Patienten irgendein Problem auftauchte. Ich hatte den Pager immer bei mir, er weckte mich mitten in der Nacht, unterbrach die Mahlzeiten mit der Familie oder die Gespräche mit Kollegen. Wenn sich der Pager meldet, schaue ich hin, ich kann gar nicht anders. So warf ich auch jetzt einen Blick darauf, ohne die Vorlesung zu unterbrechen.

Dieses Mal drehte sich die Nachricht allerdings nicht um

einen meiner Patienten. Dieses Mal betraf sie mich. Ich war der Patient. «Bitte ruf deinen Hautarzt an. Es ist dringend.» Mir sank das Herz. Eine Woche zuvor hatte mein Dermatologe eine Biopsie, eine Gewebeprobe, von einem dunkelroten Knötchen auf meiner rechten Wange, knapp unter dem Auge, entnommen. Ich hatte der Biopsie nicht viel Aufmerksamkeit geschenkt, sogar beinahe den Termin verpasst, weil ich mit dem Stationsdienst in der Gastroenterologie im Krankenhaus zu sehr beschäftigt war. Dieser Pickel nervte mich schon seit ein paar Monaten. Nach der Pubertät könnte man eigentlich erwarten, mit solchen Dingen abgeschlossen zu haben.

Besorgt war ich nicht, ich fand es nur lästig. In den letzten beiden Monaten hatte ich mehrmals meinen Hautarzt aufgesucht, der mir erst Antibiotika verschrieb und es dann mit Kortisonspritzen versuchte. Doch statt kleiner zu werden, wuchs der Pickel. Schließlich, beim Termin in der Woche zuvor, hatte der Arzt gemeint: «Wir müssen eine Biopsie machen. Um einen neoplastischen Prozess auszuschließen.»

Neoplastischer Prozess. Unter Medizinern ist dieser Begriff ein Synonym für Krebs. Er bedeutet, dass sich neues Gewebe bildet.

Und nun diese Nachricht. Ich blickte noch mal auf den Pager und fing an zu zittern, entschuldigte mich bei den Studierenden und verließ den Saal. Es gilt als absolut akzeptabel, jede Art von Meeting und jede Vorlesung zu unterbrechen, wenn sich der Pager meldet. Genauso wie er jede Mahlzeit, den Schlaf und jedweden anderen Vorgang des Privatlebens unterbricht.

Nun stand ich da, im Flur des Krankenhauses, in dem ich meine Facharztausbildung gemacht hatte und mittlerweile arbeitete. Ich gab mir einen Ruck und nahm mein Mobiltelefon aus der Kitteltasche. Es war ein ganz normaler, geschäftiger Montagmorgen. Die Menschen hasteten vorbei. Patienten, Ärzte, Pflegekräfte eilten durch den Flur, ihr Ziel fest im Kopf. Und ich stand dort, mit dem Telefon, allein, fröstelnd, angsterfüllt, und rief meinen Arzt an. «Wir haben das Resultat der Biopsie», sagte er. «Ich habe schlechte Nachrichten: Du hast ein Angiosarkom. Aber ich bin mir sicher, dass du genug Spezialisten finden kannst, die dir helfen können.» Dann begann er zu schluchzen.

Krebs? Meine Gedanken rasten. Meine Aufgabe besteht darin, Krebs zu behandeln – aber doch nicht, selbst daran zu erkranken!

Ein Thema meiner Vorlesung, die ich gerade unterbrochen hatte, betraf die Art, wie man mit Patienten spricht, auf sie zugeht, und auch, wie man schlechte Nachrichten überbringen soll, nämlich mitfühlend und teilnahmsvoll. Es gibt jede Menge nützliche Bücher und Artikel dazu. Die Empfehlung lautet, eine möglichst ruhige Umgebung zu wählen, den Patienten anzuschauen, ihn gegebenenfalls zu berühren, ihm volle Unterstützung zuzusichern. Doch wie auch immer man vorgeht, eine schlechte Nachricht bleibt letztlich genau das: eine schlechte Nachricht. Es gibt keine Möglichkeit, sich davor zu verstecken oder zu fliehen. Und nun das. Niemals hätte ich mir vorstellen können, meine eigene Krebsdiagnose am Telefon in einem zugigen Krankenhausflur zu erhalten.

Ich hielt das Telefon in der Hand, hörte meinen Arzt weinen und war mit einer Diagnose konfrontiert, mit der ich nicht gerechnet hatte, geschweige denn, dass ich sie in diesem Moment verstand.

Meine Studierenden! Noch immer saßen sie im Hörsaal und warteten darauf, dass es weiterging. Darauf hatten sie ei-

nen Anspruch, ein Recht, sagte ich mir. Konnte ich hineinge-
hen und weitermachen? Würde ich auch nur eine ihrer Fragen
beantworten können zu dem Thema: «Wie sage ich's dem Patienten?» Was sollte ich jetzt tun?

Ich tat das, was mir in diesem Moment als das einzig Sinn-
volle erschien – ich ging zurück in den Hörsaal und brachte
die Vorlesung zu Ende. Ich klickte mich durch meine vorbe-
reiteten Folien, erzählte den Studenten, was einen guten Zu-
hörer auszeichnet, wie man Blickkontakt mit den Patienten
hält, dass man offene Fragen stellt, und zwar nicht nur zu den
Symptomen, sondern auch zu den verschiedenen Aspekten
ihres Lebens, zu ihrem Beruf, zur Familie, zu den Hobbys, den
Vorlieben. Weil es darum geht, ein schlüssiges und möglichst
komplettes Bild des Patienten als Menschen zu erhalten, eines
Menschen mit Träumen, Sorgen, Ambitionen – und mit einer
Zukunft.

Es war sicher nicht der beste Unterricht meines Lebens,
aber ich kam irgendwie durch, Folie für Folie, Schritt für
Schritt. Auch wenn ich es damals noch nicht wissen konnte: Dieses Vorgehen war prototypisch für den Weg, den ich
bei der Bekämpfung meines Krebses gehen sollte. Schritt für
Schritt, einen Tag nach dem anderen, eine Behandlung nach
der anderen.

Wir wissen nicht, was das Leben und eine ferne Zukunft
für uns bereithalten, wir wissen nicht, wie wir die Krankheiten, die uns treffen, die uns quälen, unter Kontrolle bekommen. Doch was wir sehen können, das ist das unmittelbar vor
uns Liegende, der nächste Schritt, der getan werden muss,
um die Herausforderungen zu bestehen. Meine Studierenden
lernten an diesem Morgen, wie sie ein Gespräch mit einem Erkrankten führen sollten. Und in den folgenden drei Monaten

begannen sie damit, sich in der Praxis zu bewähren. Sie saßen am Bett der Patienten, ermittelten ihre Krankheitsgeschichte, untersuchten sie und lieferten eine schlüssige Einschätzung, die vor jeder Diagnose und jedem Behandlungsplan steht. Dann setzten sie ihr Studium fort und schlossen es Jahre später als Arzt ab. Sie absolvierten eine Prüfung nach der anderen, Schritt für Schritt. Viele von ihnen sind heute meine Kollegen, und ich bin unglaublich stolz auf sie. Damals, in meinem Kurs über Patientenuntersuchung und -kommunikation, lernte ich selbst etwas Neues, ohne dass die Studierenden es hätten merken können: Ich begann zu lernen, ein Patient zu sein und was es bedeutet, wenn das Leben urplötzlich auf der Kippe steht.

Als ich meine erste Diagnose erhielt, arbeitete ich bereits seit über zehn Jahren als Onkologe. Ich hatte meine Ausbildung in einem der besten Krebszentren des Landes absolviert, am Dana-Farber Cancer Institute; hier hatte ich meine wöchentliche klinische Ambulanz für Leberkrebspatienten. An dieser Einrichtung war ich umgeben von internationalen Experten, und ich hatte immer versucht, so viel wie möglich von ihnen zu lernen. Doch bis zu diesem Moment hatte ich noch nie einen Patienten vor mir gehabt, bei dem ein Angiosarkom festgestellt worden war.

Mir war klar, dass es nichts Gutes zu bedeuten hatte, wenn mein Hautarzt zu weinen anfing. Ich fühlte mich jetzt so, wie sich meine Patienten fühlen mussten, wenn sie mit einer Krebsdiagnose konfrontiert wurden. Wenn ihnen lateinische oder griechische Wörter präsentiert wurden, denen sie nicht einmal im Ansatz den Ernst der Lage und die Bedeutung der zugrunde liegenden Diagnose entnehmen konnten. Ich brauchte Hilfe. Jemanden, der diese Nachricht für mich übersetzte und mir erklärte. Ich brauchte einen kompetenten Kollegen. Ich brauchte einen Freund.

Ich schickte Andy eine Nachricht, er solle mich anrufen. Andy Wagner und ich hatten gemeinsam unseren Facharzt gemacht, wir sind beide Onkologen und waren nach unserer Facharztausbildung zusammen ein Jahr als «Chief Residents» für die Ausbildung von rund zweihundert Assistenzärzten zuständig gewesen – das schweißt zusammen. Als unsere Kinder kleiner waren, wohnten wir in unmittelbarer Nachbarschaft. Wir hatten zusammen Ausflüge unternommen, zusammengearbeitet, gemeinsam Geld für die Krebsforschung gesammelt. Wir sind wirklich sehr gute Freunde. Außerdem ist Andy ein herausragender und international bekannter Spezialist für Sarkome. Als er sich meldete, teilte ich ihm ohne Umschweife mit: «Andy, bei mir ist ein Angiosarkom diagnostiziert worden. Du musst mein Leben retten, Andy.» «Oh. Wolfram.» Mehr sagte er nicht. Es war mehr ein Seufzer als eine Antwort. Wenn ich es nicht vorher schon geahnt hätte, dann wäre mir in diesem Moment klar geworden, wie ernst die Diagnose war und wie gering die Aussicht auf Heilung. Mir stand ein steiniger Weg bevor. Mein Überleben war alles andere als gewiss. All das steckte in diesen beiden Wörtern, in dem mitfühlenden Tonfall, in dem er sie sagte. In Andys trauriger Stimme konnte ich all das hören, was nun auf mich zukommen würde und ihn um meinetwillen so traurig machte. Der Schrecken fuhr mir durch Mark und Bein.

Andy versprach mir nicht: «Ich rette dich.» Er sicherte mir lediglich zu, dass er noch für denselben Vormittag einen Termin bei einem seiner Fachkollegen vereinbaren würde. Er selbst könne mich nicht behandeln, sagte er, denn als mein Freund sei er mir emotional zu nah, zu sehr selbst betroffen.

Doch seine rasche Hilfe war eine große Erleichterung. Ich bekam den Termin tatsächlich, kaum vier Stunden nach dem Anruf meines Hautarztes.

Schwerwiegende Diagnosen werden noch belastender durch die Zeit der Ungewissheit. Wenn man nicht weiß, was los ist, wenn man schlottert vor Angst, weil man den Weg, der vor einem liegt, nicht kennt. Das ist genau das, was unsere Patienten häufig erleben müssen. Ein Verdachtsmoment, eine anormale Veränderung, die untersucht werden muss – doch bis man einen Termin erhält, kann es Wochen oder Monate dauern. Weitere Termine, Untersuchungen, irgendwann schließlich das Ergebnis. Und selbst das bringt noch keine Klarheit. Häufig gibt es auch dann noch keinen Plan, was man unternehmen könnte. Oft heißt es weiter warten, auf zusätzliche Tests, auf eine Überweisung, auf den Termin beim Spezialisten, eine lange Zeit der Ungewissheit.

An dem Krebsinstitut, an dem ich damals arbeitete, galt die Regel, dass sich ein neuer Patient innerhalb einer Woche vorstellen konnte. Heutzutage kann er sogar am selben Tag zu uns kommen, wenn er will. Dieses Angebot verlangt einen riesigen logistischen Aufwand, ist aber extrem wichtig und aller Anstrengungen wert. Auf schlechte Nachrichten zu warten, eine ernste Diagnose zu haben ohne konkreten Behandlungsplan, ohne die Möglichkeit, Fragen zu stellen und Antworten zu erhalten – das ist ein Kontrollverlust, der fast genauso schlimm ist wie die Diagnose selbst.

Natürlich ist meine Geschichte keine übliche. Ich wurde nicht «wie üblich» behandelt. Ich lebte nicht irgendwo in der Provinz und musste mich mit einem Allgemeinkrankenhaus zufriedengeben, in dem kein Experte für meine Erkrankung zu finden gewesen wäre. Nein, ich hatte direkten Zugang zu den besten Ärzten der Welt, zu erfahrenen Spezialisten. Ich musste mich nicht langwierig in verschiedenen Arztpraxen oder Kliniken um Termine bemühen. Ich war selbst Teil der Institution, in der ich nun behandelt wurde. Ich war im Zentrum, kein Außenstehender. Das war ein enormer Unterschied. Umgekehrt verdeutlichte mir das Bewusstsein, *wie* privilegiert ich war, auch dass viele Abläufe und Vorgehensweisen unseren Patienten Unbehagen und Stress bereiten. Natürlich war mir einiges davon schon vorher klar, doch es ist etwas völlig anderes, wenn man diese Erfahrungen am eigenen Leib macht: Das Warten, die fehlende Kommunikation, die Ungewissheit und die Sorge, weil es keinen Therapieplan gibt, also keine nahe Zukunft, auf die man seine Aufmerksamkeit richten kann – das belastet die Patienten extrem, und das müssen wir dringend verbessern.

# PATIENT WERDEN

W ie bringt man seinem Partner, seiner Frau bei, dass man
soeben erfahren hat, dass man möglicherweise sterben
wird? Dass man an einem hochaggressiven Krebs erkrankt ist,
einem Krebs, von dem selbst ich als Onkologe an einem Welt-
klasse-Krebszentrum keine Ahnung hatte?

Ich hatte mich entschieden, nicht meine Frau Helle zuerst anzurufen, sondern meinen Freund Andy, einfach, weil
ich mir nicht vorstellen konnte, sie ohne Weiteres mit der
Diagnose zu konfrontieren, quasi aus heiterem Himmel. Ich
wollte ihr etwas über den reinen Befund hinaus mitteilen, zumindest sagen können, was jetzt folgen würde, ein Termin bei
dem Spezialisten noch an diesem Tag, eine Besprechung oder
irgendwas sonst. Es würde nichts an der Situation als solcher
ändern, aber es wäre etwas Konkretes.

Meine Frau und ich lebten zu diesem Zeitpunkt seit bereits sechzehn Jahren in den Vereinigten Staaten, wir waren
aus Deutschland eingewandert. Beide genossen wir damals
wie heute unser herausforderndes und abwechslungsreiches
berufliches Leben, sie als Juristin und Staatsanwältin, ich
als Arzt, Forscher und Lehrer. Wie die meisten Familien versuchten wir mit unseren vier Kindern die vielen Bälle unseres
Alltags in der Luft zu halten: Hausaufgaben, Sportveranstaltungen, Kunst-Workshops, Fußballspiele, Baseball-Trainings,
Musikstunden, Schulaufführungen. Es war ein offenbar niemals endendes, fröhliches Chaos, oft kräfteraubend und an-

strengend, aber insgesamt glücklich. Weil wir überzeugt waren, jederzeit einen Ball, der vielleicht herunterfiele, aufheben und unser Leben fortsetzen zu können. Uns war nicht bewusst gewesen, wie zerbrechlich dieses Leben war. Doch nun begannen wir, es zu lernen.

Am Tag der Diagnose hatten Helle und ich beim Frühstück besprochen, dass sie länger bei der Arbeit bliebe, ich die Kinder abholen, das Abendessen zubereiten und sie anschließend ins Bett bringen würde. Zu der Zeit arbeitete Helle an der Berufungskammer der Bezirksstaatsanwaltschaft in Boston. Meistens hatte sie mit Gewaltverbrechen zu tun, einschließlich Kapitalverbrechen, die nach der ersten Instanz automatisch vor das Berufungsgericht kamen. Am nächsten Vormittag sollte sie einen sehr wichtigen Fall vor dem höchsten Gerichtshof unseres Bundestaates vertreten, eine schwierige Aufgabe und große Chance für sie. Darauf musste sie sich sorgfältig vorbereiten und brauchte eben Zeit. Wir regelten den Haushalt und die Betreuung der Kinder oft in dieser Weise, meistens war allerdings ich derjenige, der spät nach Hause kam. Helle wusste natürlich von der Biopsie, aber hatte sich ebenso wenig wie ich Sorgen gemacht. Nun rief ich sie in ihrem Büro an und kam ohne Umschweife zur Sache. «Helle, es gibt schlechte Nachrichten. Ich habe Krebs. Heute Mittag ist der erste Termin in der Klinik. Du musst dabei sein.» Ich hörte, wie sie tief Luft holte. Sie fragte nichts, sondern sagte nur: «Natürlich, ich komme.» Wir beide sind Menschen, die in Krisen ihre Gefühle möglichst gut beherrschen wollen. Nicht, weil wir sie nicht zeigen möchten, sondern weil wir uns erst einmal um die dringenden Aufgaben kümmern wollen. Wahrscheinlich gewinnen wir beide am ehesten Sicherheit, wenn wir aktiv sind und nach Lösungen für die Probleme, die sich uns stellen, suchen können. Die Angst, die Sorgen, die Verzweiflung – vielleicht waren sie auch in diesem Moment schon da, aber wir beide, Helle und ich, wollten diesen Gefühlen keine Macht über uns geben, indem wir ihnen Raum ließen. Andere Menschen reagieren anders, das weiß ich. Es gibt kein Richtig oder Falsch.

Helle musste den für sie sehr wichtigen Fall abgeben. Es war nur eins von vielen Opfern, die sie im Lauf meiner Krankheit bringen würde. Ein Patient zu sein, insbesondere ein Krebspatient, ist ein Fulltime-Job. Doch sich um einen Krebskranken zu kümmern, kann ebenso herausfordernd sein, praktisch wie emotional. Für die nächsten sechs Monate wurde meine Frau zu meiner Betreuerin, Unterstützerin, Zuhörerin, Verteidigerin – und das alles als Mutter unserer vier Kinder, die angezogen und bekocht, irgendwohin hingefahren oder von irgendwo abgeholt werden mussten und auf das abendliche Vorlesen nicht verzichten wollten – von der emotionalen Unterstützung, die sie brauchten, ganz zu schweigen.

Für jeden Angehörigen eines Krebspatienten stellen Diagnose und Behandlungsverlauf eine immense Belastung dar, emotional, organisatorisch und auch finanziell. Doch gerade für jüngere Patienten mit ihren Partnern kommt diese Belastung zu einem an sich schon sehr geschäftigen Leben hinzu, in dem Kinder und Karriere eine große Rolle spielen.

Die meiste Aufmerksamkeit von Krebsmedizinern richtet sich auf die Krankheit, auf den Patienten und den hoffentlich günstigen Krankheitsverlauf. Auf das, was unter dem Mikroskop oder auf einem MRT-Scan entdeckt werden kann. Doch die jüngere Forschung erkennt mehr und mehr, wie sich Krebs und andere chronische Krankheiten auf die Partner, Kinder, Familien und Freunde der Betroffenen auswirken. Eigentlich sollte einen das nicht überraschen. Aber so richtig wurde uns das erst während der Covid-Pandemie bewusst. Wir zählten die Infektionen und Todesfälle und bemerkten erst spät, dass es sich um eine Krankheit handelt, die Partnerschaften, Familien, Kommunen und die Gesellschaft insgesamt betrifft.

Nach meiner Vorlesung hatte ich noch zwei Stunden bis zum vereinbarten Termin. Ich fühlte mich nicht stark genug, um die Zeit bis dahin allein zu verbringen. Also ging ich ins Büro meines Freundes und Kollegen David Cohen, dessen Labor sich im selben Gebäude wie meins befand. Ich kannte David seit 1993, seit meinem ersten Forschungsaufenthalt in den USA. Wir beschäftigen uns in unseren Forschungsgruppen mit ähnlichen Fragestellungen, die die Leber betreffen. Außerdem war er damals zuständig für das Ausbildungsprogramm, für das ich eben noch die Vorlesung gehalten hatte. Es war vollkommen logisch für mich, dass ich ihm sofort mitteilte, diesen Kurs nicht länger unterrichten zu können. David war ebenso schockiert wie ich. Doch er fasste sich rasch, stellte ein paar knappe Fragen und hörte vor allem zu. Er sprach mir Mut zu, und gemeinsam kämpften wir gegen die Eiseskälte, die sich in mir ausbreitete.

Ich habe seitdem immer wieder darüber nachgedacht, in welcher Situation sich meine Patienten befinden, wenn sie solche schlechten Nachrichten erhalten. Ob sie Menschen um sich haben, die ihnen etwas bedeuten und die ihnen helfen können, die Ereignisse zu begreifen und zu verarbeiten, die bei ihnen bleiben und sie unterstützen. Ob und wann sie die Möglichkeit haben, ihren gesundheitlichen Zustand mit Freunden und Vorgesetzten zu besprechen. Für mich sind die praktischen Tätigkeiten, also die Termine, die Untersuchungen, die bildgebenden Verfahren, der leichtere Teil des Patient-Seins. Sie erlauben mir, mich auf winzige Teile der Realität zu konzentrieren. Diese Geschäftigkeit, dieses Beschäftigtsein, bewahrt mich vor den großen Sorgen und Fragen, die nach oben drängen, sobald ich zur Ruhe komme.

# DER FEIND

Da ich so gut wie nichts über Angiosarkome wusste, fing ich an, Kollegen zu befragen und selbst nach Studien zu suchen. An unserem Krebszentrum arbeiten lauter Experten, jeder ist spezialisiert auf einen bestimmten Ausschnitt der vielen Krebsarten und ihrer zahllosen Erscheinungsformen. Was ich durch die Onkologen und die eigenen Recherchen über mein Angiosarkom erfuhr, war zutiefst erschreckend, geradezu furchteinflößend, wahrhaft ein Weltuntergangsszenario. Sarkome sind Krebserkrankungen, die aus dem Binde- oder Stützgewebe kommen, also etwa Muskeln, Knochen, Knorpel oder Fett. Es handelt sich um eine eigene, extrem seltene Kategorie von Krebs. Nimmt man alle Sarkome zusammen, erkranken daran in den USA weniger als vierzehntausend Patienten im Jahr, in Deutschland weniger als fünftausend. Zehnmal mehr Menschen erkranken an Dickdarm- und Mastdarmkrebs, achtzehnmal mehr an Lungenkrebs, zwanzigmal mehr an Brustkrebs. Insgesamt gesehen machen Sarkome nur ein Prozent aller Krebserkrankungen bei Erwachsenen aus. Und unter diesen wenigen sind Angiosarkome die seltensten, nur ein Prozent. Anders gesagt: Angiosarkome stellen ein Prozent von einem Prozent aller Krebserkrankungen bei Erwachsenen dar. Bekommt man einen Krebs, der nur einen von zehntausend Krebspatienten betrifft, sieht man sich mit deutlich mehr unbekannten, abweichenden und unerwarteten Entwicklungen konfrontiert als bei häufigeren Krebsarten.

Es handelt sich um einen «verwaisten» Krebs. Man nennt das so, weil es lange Zeit dafür keine Lobby, keine Interessenvertreter, keine Patientenorganisation gegeben hat und weil keine kontrollierten Studien unterschiedlicher Behandlungszentren zu Prävention, Diagnose und Behandlung existieren. Bei Sarkomen übernimmt man vieles aus den Erfahrungen mit anderen Krebsarten, und häufig gibt es lediglich Daten zur Überlebensrate, die Patienten aus jahrzehntealten Untersuchungen betreffen, sodass ein nur wenig aussagekräftiges, unklares Bild der aktuellen Situation entsteht.

Das Besondere an einem Angiosarkom ist: Es geht aus den Zellen hervor, die die Blutgefäße auskleiden. Da Blutgefäße ja überall im Körper vorhanden sind, kann auch dieser Krebs überall entstehen, in den Blutgefäßen der Haut ebenso wie in denen der Leber. Das heißt aber auch, dass sich die Krebszellen schon von Beginn an in oder nahe an den Blutgefäßen befinden. So können sie sich leicht verteilen und andere Organe befallen, stehen gleichsam schon an der Schwelle zur Streuung, zur Metastasierung. Auch wenn es sowieso keinen «guten» Krebs gibt: Ein Angiosarkom ist wirklich einer der bösartigsten, die man sich vorstellen kann.

Der Weg zwischen meinem Labor und dem Krebszentrum ist kurz, ein paar hundert Meter. Normalerweise ging ich ihn mehrmals in der Woche, genoss ihn an sonnigen Tagen und fand ihn eher lästig, wenn es regnete oder stürmisch war. Ich maß ihm ansonsten keine große Bedeutung bei, es war einfach der Weg zwischen meinen beiden Arbeitsstätten als Forscher und als Arzt. An diesem Tag war es anders als sonst. Ich ging nicht rüber, um nach einem Patienten zu sehen und ihn zu behandeln, sondern um selbst zum Patienten zu werden. Dieselbe gewohnte Strecke erschien mir auf einmal extrem lang und mühsam. Der Anblick der beiden Gebäude, der ständige Verkehr auf der Longwood Avenue, die vorbeieilenden Menschen – das alles nahm ich nur verschwommen im Hintergrund wahr.

Ich betrat das Behandlungszentrum, die Heimat meiner klinischen Arbeit seit mehreren Jahren, zögernd, ängstlich, verschreckt, nicht wie sonst als Arzt zielgerichtet, fokussiert und in Gedanken schon bei den Patienten.

Bei der Aufnahme überreichte mir eine Mitarbeiterin ein stahlblaues Plastikkärtchen, auf dem mein Name und einige weitere Informationen aufgeführt waren: meine neue Patientenkarte. Ich war nun gekennzeichnet, gebrandmarkt als Krebspatient.

Es war bei mir nicht anders als bei den Krebspatienten, die vor mir als Arzt sitzen: Ihr Weg hatte schon längst begonnen, bevor sie das Untersuchungszimmer betraten. Viele meiner Patienten hatten ihre Diagnose anderswo bekommen, ich stellte die Zweit- oder Drittmeinung. Doch für alle gab es den einen Tag, einen bestimmten Moment, in dem sie zum Krebspatienten wurden, ihren Aufnahmebogen unterschrieben, besorgt und hoffnungsvoll, eingeschüchtert und wissbegierig zugleich. Und nun gehörte ich zu ihnen.

Bei meinem ersten Termin lernte ich James Butrynski kennen, der mein behandelnder Onkologe sein würde. Helle war inzwischen eingetroffen, und auch meine Freunde Andy und David waren dabei. James war ungefähr in meinem Alter, sehr freundlich, zugewandt und direkt. Er erklärte mir, dass er eine Metastasenbildung ausschließen müsse, bevor er einen genauen Behandlungsplan aufstellen könne. Der Zeitfaktor spielte eine immense Rolle. Innerhalb weniger Tage könnte eine Computertomografie durchgeführt werden. Metastasenbildung bedeutete, dass der Krebs von meinem Gesicht bereits in die Lunge, die Leber oder anderswohin gestreut hätte. James schätzte das Risiko als relativ gering ein, sodass er keine Notwendigkeit sah, das CT noch am selben Tag zu machen. Doch für mich war der Druck enorm. Denn der Unterschied zwischen einem lokal begrenzten Krebs und einem gestreuten mit Fernmetastasen war der zwischen der vielleicht geringen, aber doch vorhandenen Hoffnung auf Heilung und dem nahezu sicheren Tod. Das war zumindest mein Blick auf die Sache. So ruhig ich konnte, sagte ich: «Nein, wir müssen das CT heute machen. Wenn du keinen Termin organisieren kannst, versuche ich es selbst.» Und tatsächlich lag ich schon am Nachmittag meines ersten Tags als Krebspatient in dem Computertomografen.

Umgeben von anderen Krebspatienten, hatte ich im Wartezimmer auf meinen Termin gewartet und die gleiche Anspannung, Angst und Hoffnung gespürt, die so viele Betroffene empfinden, wenn ihnen diese oftmals entscheidenden Untersuchungen bevorstehen. Diese Situation sollte ich noch häufig erleben, doch an diesem ersten Tag als Krebspatient war ich besonders angespannt – der Tag hatte so normal begonnen und kam nun zu einem ersten, von außen gesehen relativ undramatischen, für mich aber sehr zentralen Höhepunkt.

Nach dem CT schauten wir uns gemeinsam die Aufnahmen an: Es gab keinen Hinweis darauf, dass der Krebs in andere Organe gestreut hatte. Der erste Hoffnungsschimmer an diesem wahnsinnigen Tag. Ich hatte nicht den Hauch einer Ahnung, was mich erwartete, aber ich glaubte nun zuversichtlich daran, dass ich eine Chance hätte. Eine Chance darauf, geheilt zu werden.

Diesen ersten Tag erlebte ich wie im Nebel, und wenn auch heute die Erinnerung an viele Aspekte seltsam unscharf ist, sind einige Momente für immer in mein Gedächtnis gebrannt. Klar war vor allem, dass sich die Ärzte und Kollegen um mich kümmerten und es ihnen wirklich um mich und meine Gesundheit ging. Ich informierte noch an diesem Tag einige meiner engsten Kollegen und Freunde über meine Diagnose. Aber im Wesentlichen behielt ich das Ganze zunächst für mich.

Abends, nachdem die Scans erledigt waren, fuhren Helle und ich nach Hause, wir aßen gemeinsam zu Abend. Den Kindern sagten wir erst mal noch nichts, wir mussten die Nachricht erst für uns selbst verarbeiten und besprechen, wie wir es ihnen beibringen wollten.

Später trank ich mit Andy, der zu uns rübergekommen war, ein Bier. Wir sprachen kaum über den Krebs, sondern erzählten Geschichten von früher, aus unserer gemeinsamen Zeit als junge Fachärzte. Es war bizarr, dass es die Krebsdiagnose gebraucht hatte, damit wir abends an einem Wochentag einmal Zeit fanden, gemeinsam an unserem Küchentisch zu sitzen. Unser Gespräch brachte etwas Ruhe und das Gefühl von Normalität am Ende dieses stürmischen Tages. Als Andy sich schließlich verabschiedete, gingen Helle und ich ziemlich bald danach zu Bett. Wir sprachen nur noch wenig, es war einfach zu viel passiert. Doch auch ohne Worte vermittelte mir Helles Nähe, dass ich mit all dem, was da kommen würde, nicht allein war. Mir kamen keine Tränen, als ich dort im Dunkeln in meinem Bett lag. Ich war einfach nur erschöpft von den Ereignissen des Tages. Schnell schlief ich ein. Ruhig – und auf seltsame Weise zuversichtlich.

# DIE WAHRHEIT SAGEN

Auch wenn Krebs eine Krankheit ist, die überwiegend ältere Menschen betrifft – der Median des Erkrankungsalters liegt bei sechsundsechzig Jahren –, bekommen heute immer mehr jüngere Menschen eine Krebsdiagnose. Und viele mittelalte, so wie ich. Eigentlich war ich noch am Beginn meines Erwachsenendaseins, so kam es mir jedenfalls vor. Gerade einmal vier Jahre zuvor hatte ich meine eigene Forschungsgruppe an der Harvard Medical School gegründet. Ich kam mir vor wie ein Fußballspieler, der nach zwanzig Jahren Aufwärmphase an der Seitenlinie jetzt endlich in den wichtigen Spielen zum Einsatz kommt. Unsere vier Kinder waren noch klein. Lavinia, die Älteste, war elf Jahre alt, die beiden Jungen, Felix und Leander, neun und sieben Jahre und unsere Jüngste, Thalia, gerade einmal fünf. Ich konnte mir nicht einmal ansatzweise vorstellen, dass sie ohne mich aufwachsen würden, dass ich sie verlieren würde und sie mich. Es ist tragisch, wenn junge Eltern mit einer Krebsdiagnose konfrontiert werden. Wie spricht man mit seinen Kindern über eine ernste Erkrankung und die Möglichkeit, zu sterben, wenn man sie gleichzeitig vor Kummer und den Härten des Lebens schützen will? Wie bereitet man sie darauf vor, dass sie möglicherweise ohne ein Elternteil, ohne den Vater, aufwachsen? Sollte man das lieber alles vor ihnen verbergen?

Helle und mir war klar, dass wir die Krankheit nicht lange vor unseren Kindern geheim halten könnten. Es stand uns einfach zu viel bevor: Die Tagesabläufe würden sich ändern, Störungen würden auftreten, wir könnten auf Dauer kein normales Leben vortäuschen. Ich würde von der Chemotherapie meine Haare verlieren, und es würden Tage kommen, an denen ich nicht in der Lage wäre, Leander einen Baseball zuzuwerfen oder mir eine Schulaufführung von Lavinia anzusehen.

Dass sich die Krebserkrankung eines Elternteils massiv auf die Kinder auswirkt, war Helle und mir nur zu gut bekannt. Helle hatte ihren Vater verloren, als sie fünfzehn Jahre alt war. Er war Kettenraucher und starb an metastasiertem Mundbodenkrebs. Nicht allein dieser Verlust war ein Trauma für sie, sondern auch, dass sie sich vollständig im Dunkeln gelassen fühlte. Selbst als klar war, dass ihr Vater sterben würde, erwähnten ihre Eltern das mit keinem Wort. Helle und ich hatten oft darüber gesprochen. Wir würden nun nicht denselben Fehler machen und meine existenzielle Erkrankung verschweigen, das versprachen wir uns.

Ich wusste, dass wir an unserem Krebszentrum Sozialarbeiter hatten, die sich mit uns und den Kindern treffen und uns unterstützen würden, wenn es erst mal richtig losging mit der Behandlung. Aber Helle und ich wollten nicht so lange warten, bis wir die Kinder einweihten. Unser normales Leben würde komplett durcheinandergeraten, sie würden das natürlich bemerken und unseren Stress und unsere Anspannung spüren.

Schon am nächsten Tag sprachen wir mit ihnen. Wir saßen beim Abendessen, es gab Nudeln mit Huhn, und Helle ergriff das Wort und sagte den Kindern, dass ich krank sei. Wir sprachen sogar das K-Wort aus: «Papa ist krank. Er hat Krebs.» Obwohl es für uns keine Alternative dazu gab, als mit den Kindern zu sprechen, waren wir in Sorge, wie sie es aufnehmen würden: Lavinia hatte eine Klassenkameradin, die an akuter Leukämie litt, und deshalb stand ihr ein bestimmtes Bild von einer schweren Krankheit vor Augen. Wir hatten außerdem befürchtet, dass die Kinder sich daran erinnerten, wie mein eigener Vater wenige Jahre zuvor an Leberkrebs gestorben war. Aber es stellte sich heraus, dass sie letztlich keine rechte Vorstellung davon besaßen, was Krebs eigentlich bedeutete. Wir versicherten ihnen, dass ich mich im Moment gut fühlte, aber um am Leben zu bleiben, viele Behandlungen über mich ergehen lassen und öfter ins Krankenhaus müsste. Wir erklärten ihnen, dass ich mein Haar verlieren würde und außerdem mein Gesicht mehrmals operiert werden müsse. Dass ich danach anders aussähe als jetzt. Eins der Kinder wandte sich an Helle: «Wird Papa sterben?» Sie antwortete: «Wir werden alles dafür unternehmen, dass er ganz bestimmt am Leben bleibt.» Das war ein wenig ausweichend, aber keine Lüge, sondern genau das, was Helle und ich wirklich glaubten und hofften. Es war exakt das Richtige. Nach diesem Versprechen gingen die Kinder zur Tagesordnung über, sie fingen an zu lachen und einander zu necken. Als Thalia fragte: «Kann ich noch ein Stück von dem Hühnchen haben?», mussten auch Helle und ich lachen.

Wir informierten unseren Kinderarzt, damit er Bescheid wusste und uns und die Kinder unterstützen konnte. Ebenso sprachen wir mit den Lehrern und Freunden unserer Kinder. Für uns war dieser offene Umgang der richtige Weg. Unter meinen Patienten gibt es auch viele, die mit niemandem über ihre Erkrankung sprechen wollen, weil sie mitleidige oder auch unempathische Reaktionen fürchten. Oder weil sie keine Kraft für die schockierten und traurigen Reaktionen haben und befürchten, auch noch die anderen trösten zu müssen, obwohl sie selbst Trost brauchen. Meist ist es eine intuitive Entscheidung, wie man damit umgeht, aus dem Inneren heraus. Wir trafen sie für größtmögliche Transparenz: So warben wir für Verständnis und Unterstützung und erhielten die Hilfe, die wir brauchten. Unsere Kinder wurden in den folgenden Wochen und Monaten ganz selbstverständlich zu Kinovorstellungen mitgenommen, öfter zu Übernachtungen eingeladen und bekamen eine Umarmung außer der Reihe von ihren Lehrern. Viele unserer Freunde reagierten wunderbar. Sie brachten uns Mahlzeiten vorbei, organisierten Mitfahrgelegenheiten, Pizzapartys und Filmnächte. Manche Bekannte mieden mich allerdings auch, nachdem sie von meiner Erkrankung erfuhren. Ich erinnere mich an einen guten Kollegen, der mir beim Abholen meiner Kinder an der Schule entgegenkam. Er wechselte die Straßenseite, um nicht mit mir reden zu müssen. Doch solche Reaktionen waren, glücklicherweise, die Ausnahmen.

Gleichzeitig erlebten die Kinder, was mit mir geschah. Jedes von ihnen kam später einmal mit ins Krebszentrum und begleitete mich für einen ganzen Behandlungstag. Als meine Haare auszufallen begannen, durfte mir jedes Kind einen Streifen vom Kopf abrasieren. So war der Krebs Teil unseres Lebens, erlaubte den Kindern aber immer noch, zu spielen und sich so zu verhalten, wie Kinder es eben tun. So hofften wir es jedenfalls. Aber in Wahrheit waren sie doch stärker betroffen, als wir es uns vorgestellt hatten. Besonders Lavinia übernahm eine Menge Verantwortung. Wenn Helle und ich an den Behandlungstagen um sechs Uhr aus dem Haus mussten, stand sie ebenfalls früh auf, bereitete das Frühstück für die Geschwister zu und passte auf, dass alle richtig angezogen waren und pünktlich zur Schule kamen. Genau genommen machte sie einen besseren Job als ich, der immer mit allem viel zu spät dran ist.

Dass Kinder darunter leiden, wenn sie als Betreuer und Unterstützer für ihre kranken Eltern agieren müssen, statt selbst umsorgt zu werden, ist bekannt. Wir bemerkten, dass unsere Kinder weiterhin Struktur brauchten, Routine. Sie aufzubringen fiel mir, gerade in den harten Behandlungswochen, nicht immer leicht. Mehr als ich war Helle jedoch in der Lage, ihnen ein stückweit Normalität zu erhalten und sie zum Beispiel bei den Hausaufgaben, dem Sport, dem Üben auf den diversen Instrumenten und allen anderen Verpflichtungen zu unterstützen.

Acht Jahre später, als der Krebs wiederkehrte, sah die Situation vollkommen anders aus. Unsere drei jüngeren Kinder saßen wegen der Einschränkungen aufgrund der Covid-Pandemie meist zu Hause vor ihren Bildschirmen. Ihre sozialen Kontakte waren auf das Chatten in sozialen Netzen und auf Computerspiele begrenzt. Einerseits war meine erneute Krebserkrankung eine Wiederholung, andererseits war es völlig anders als beim ersten Mal. Die Kinder waren zwar älter, aber ihre Angst und ihre Sorgen deswegen nicht geringer, eher im Gegenteil: Sie hatten inzwischen eine genauere Vorstellung, was eine Krebserkrankung bedeuten konnte. Lavinia hatte gerade ein Forschungsjahr von ihrem College genommen, um dem Online-Lernen entfliehen zu können, und verbrachte es in Berlin. Wir mussten ihr am Telefon mitteilen, dass der Krebs zurückgekommen war. Es war unglaublich schwer.

Die Pandemie hatte alles durcheinandergebracht, und so gab es keine Normalität, die wir aufrechterhalten konnten oder mussten. Mein Optimismus nach dem Schrecken der ersten Diagnose war echt gewesen, ich konnte ihn leicht auf meine Kinder übertragen. Aber beim zweiten Mal konnte niemand zu meinen Behandlungsterminen mitkommen, mich damit auch nicht emotional begleiten und mich etwas von meinen Gedanken ablenken – eine zusätzliche Belastung.

Die Pandemie traf die Kinder auf der ganzen Welt hart – eingeschränktes Lernen, ausgefallene soziale Kontakte, Krankheit und Tod in der Familie und bei Freunden. Diejenigen Kinder, deren Eltern an Krebs oder einer anderen schweren Krankheit litten, trugen eine noch schwerere Last: Sie konnten sie zum Beispiel nicht zu den Untersuchungen begleiten, aber vor allem hatten sie aufgrund von Homeschooling und der Kontaktbeschränkung selbst keine Ablenkung und keine Routine, die ihnen über den Tag geholfen hätte. Ich hoffe wirklich inständig, dass meine Kinder diese Zeit halbwegs gut überstanden haben.

Die Sorge, wie Partner, Kinder und Freunde auf die Erkrankung reagieren, treibt viele Krebskranke um. Ihnen überhaupt von der Diagnose zu erzählen, ist für sie häufig eine Herausforderung. Die Frage, ob und wie sie in ihrem Arbeitsumfeld davon erzählen, nimmt dabei eine besondere Rolle ein. Ich hatte da eine sehr klare Haltung: Die Mitglieder meines Labors sind wie eine Familie für mich. Ihnen die Diagnose vorzuenthalten wäre für mich genauso schwer gewesen, wie es meinen Kindern nicht zu sagen. Gemeinsam erleben wir Siege und Niederlagen, und die Erfolge meiner Studierenden bedeuten mir auch heute noch mehr als meine eigenen.

Am Tag nach meiner ersten Krebsdiagnose ging ich also ins Labor – wohin auch sonst. Ich wartete auf meinen nächsten Untersuchungs- und Beratungstermin, fühlte mich zwar nicht physisch krank, aber war vollkommen durcheinander – und der Gedanke, alleine zu Hause zu sitzen, war nicht im

Mindesten verlockend. Also ging ich durch unsere Laborräume, so wie ich es immer tue, unterhielt mich kurz mit dem einen oder anderen Postdoktoranden oder Doktoranden, fragte nach ihren Experimenten, schaute auf ihre Daten und Ergebnisse. Am Ende kam ich zu Leah, einer Studentin, die ungefähr die Hälfte ihrer Doktorarbeit geschafft hatte. Als wir über ihre Ergebnisse der letzten Woche sprachen, wurde mir klar, dass ich unbedingt ehrlich und wahrhaftig zu ihr und allen in meinem Labor sein musste. Meine Arbeitsgruppe im Dunkeln zu lassen, wäre unredlich, unehrlich gewesen.

Ich habe mich immer als einen geradlinigen Menschen gesehen, als jemanden, der direkt ist, klar und gern auf den Punkt kommt. Kein Drama, nur Fakten. Das erfordert mein Beruf, und das hat er mich gelehrt: Ich gehe offen mit meinen Patienten um. Auch in meiner Forschungsarbeit orientiere ich mich an den objektiven, messbaren und reproduzierbaren Resultaten und Fakten. Ich habe keine Zeit für Täuschung, Unklarheit und Ausflüchte. Vielleicht kommt das noch aus meinen frühen Jahren als Musiker, als Trompeter. Wenn man Trompete spielt, kann man sich nicht verstecken. Macht man einen Fehler, spielt etwa eine falsche Note, bemerkt es möglicherweise das gesamte Publikum, aber ganz sicher – und das ist viel schlimmer – hören es die Kollegen im Orchester. Keine Strategie. Nur die richtigen, echten Noten, möglichst laut und hoch. Die klaren Forschungsresultate. Mir gefällt das. Als Diplomat oder Rechtsanwalt wäre ich ein Versager gewesen. Keine Taktik. Keine Volten. Die Wahrheit am Bett des Patienten. Diesem Handlungsmuster folgte ich auch jetzt, in meiner allergrößten Krise: Ich setzte für den Mittag eine Besprechung mit der gesamten Forschungsgruppe an.

Keiner wusste, worum es ging, aber jedem war klar, dass

dies keine Routinebesprechung war. Es gab keine Daten zu analysieren und keine Ergebnisse zu diskutieren. Die Spannung war deutlich zu spüren, als sich die Gruppe in unserem Konferenzraum einfand. Ich stand vor ihnen und blickte in ihre Gesichter. So viele junge Menschen, die darauf aus waren, etwas zu lernen, etwas Neues herauszufinden, ihre eigenen Entdeckungen zu machen, schlüssige Erklärungen dafür zu entwickeln, wie sich die Leber als Organ bildet, wie sie Signale und Nährstoffe nutzt, um zu wachsen und sich selbst zu reparieren, und warum die Wachstumssignale entgleisen und Krebs hervorrufen können.

Ich sammelte mich und ergriff dann das Wort. Es wurde ein kurzes Meeting: Ich erzählte meinen Gruppenmitgliedern alles, was ich wusste. Dass ich Krebs hatte, dass er nicht gestreut hatte, dass ich mich in besten Händen befand und ich und mein Behandlungsteam alles dafür tun würden, damit ich überlebe. Dass die nächsten Monate schwer würden, für mich, meine Familie und letztlich auch für jeden im Labor. Schwer für uns alle. Ich sah, dass dem ein oder anderen die Tränen in die Augen stiegen. Jeder in meiner Gruppe sorgte sich um mich, vielleicht hatten sie auch Angst, Angst um mich, Angst um den Fortgang ihrer Arbeit, Angst um ihre eigene Karriere. Ich stand auf und ließ sie allein im Konferenzraum zurück, damit sie einander trösten und unterstützen, damit sie alle zusammen in Ruhe diese Nachricht verarbeiten konnten. Und damit auch ich Zeit hatte, kurz durchzuatmen.

Ich bin bis heute davon überzeugt, dass es richtig war, jedem im Team Bescheid zu sagen, ohne Umschweife, ohne Zurückhaltung. Ich hoffte, dass sie mir auch danach weiter vertrauen würden. Das taten sie. Und sie griffen mir unter die Arme. Sie kamen zu mir nach Hause, brachten Mahlzeiten vorbei, passten auf die Kinder auf, wenn Helle mich zu einer Behandlung begleiten musste, und organisierten eine Angiosarkom-Spendenaktion. Sie bedruckten T-Shirts und Buttons, um ihre Unterstützung zu zeigen. Ich bin unendlich stolz auf sie, auch weil sie alle trotz dieser schwierigen Zeit ihre eigene Ausbildung und ihren Werdegang als erfolgreiche Forscher fortgesetzt haben.

Während meiner Krankheit halfen unzählige Fachkollegen und Freunde, damit meine Labormitarbeiter in ihrer Arbeit, unserer gemeinsamen Forschungsarbeit, weiterkamen. Vor allem meine langjährige Kollegin und Freundin Trista North, die wie ich mit Zebrafischen arbeitet, unterstützte sie. Zebrafische sind das zentrale Tiermodell in unserer Forschungsarbeit. In den letzten vierzig Jahren sind sie neben Würmern, Fruchtfliegen und Mäusen zu einem wichtigen Bestandteil und Tiermodell in der biomedizinischen Forschung geworden, vor allem in der Entwicklungsbiologie, da sie durchsichtig sind und man die Organe gleichsam vor dem Auge – unter dem Mikroskop – wachsen sehen kann. Siebzig Prozent der Zebrafischgene sind mit denen des Menschen vergleichbar, und mehr als achtzig Prozent der Gene, die beim Menschen Erkrankungen auslösen, haben ein Äquivalent im Zebrafischgenom. Außerdem verfügen Zebrafische über erstaunliche Selbstheilungskräfte. Sie können beispielsweise Herz- oder Hirnverletzungen reparieren, und auch für die Forschung der Leberregeneration sind sie extrem hilfreich.

Trista leitete eine Laborgruppe, die sich in einem Forschungsgebäude direkt gegenüber auf der anderen Straßenseite befand, und wir hatten regelmäßig kombinierte Treffen unserer beiden Forschungsgruppen. Wir hatten einen Fischbestand von über fünfzigtausend Tieren und führten viele

Projekte und Experimente gemeinsam durch. Als ich wegen der Therapie über Monate ausfiel, betreute Trista meine Studenten und Postdoktoranden, las die Entwürfe ihrer Arbeiten, prüfte die Daten und stand immer mit gutem Rat zur Verfügung. Die Studenten verdankten den Erfolg ihrem eigenen Einsatz, aber ebenso Tristas Unterstützung.

Ich bin mir bewusst, dass eine solche Unterstützung nicht allen zuteilwird, im Gegenteil. Viele Betroffene haben mit Vorurteilen zu kämpfen und das Arbeitsumfeld oder der Arbeitgeber legen ihnen eher Steine in den Weg, reagieren unsensibel oder mit Unverständnis. Krebs ist, obwohl so weit verbreitet, immer noch mit einem enormen Stigma verbunden. Krebs steht für Tod, für Verlust, für Entbehrung und Schmerz. Vielleicht ist es deshalb oft so anstrengend für Bekannte, für Kollegen, für Freunde, für Verwandte, einen Krebspatienten anzusprechen: Es erinnert uns selbst an unsere eigene Sterblichkeit, weckt Angst vor dem Unbekannten. Ich würde mir wünschen, dass man direkter aufeinander zugehen kann, Hilfe anbietet, zuhört – die Patienten können ja selbst entscheiden, wie viel sie davon zulassen möchten.

# SENDER UND EMPFÄNGER

Eine der wichtigsten Erfahrungen während meiner Erkrankung machte ich gleich zu Beginn. Wenige Tage nach meiner Diagnose, nachdem die zusätzlichen bildgebenden Untersuchungen erledigt waren und eine weitere Biopsie die ersten Ergebnisse und die Diagnose bestätigt hatte, trafen Helle und ich uns mit dem gesamten Behandlungsteam, um den vorgeschlagenen Therapieplan zu erörtern. Außer Helle und mir waren mein Onkologe, mein Freund Andy, zwei Krebschirurgen, der plastische Chirurg, der Strahlenonkologe und mein Hausarzt anwesend. Heutzutage versuchen wir in der Onkologie immer stärker, diese sogenannten multidisziplinären Patientenbesprechungen durchzuführen und entsprechende Behandlungspläne zu entwickeln. Der organisatorische Aufwand, so viele Fachleute zum selben Zeitpunkt am selben Ort zu versammeln, ist immens. Doch der Patient profitiert sehr davon: Er hört nicht über Tage oder Wochen hinweg die bisweilen widersprüchlichen Meinungen der Spezialisten, auf die er sich oft keinen Reim machen kann, sondern hat die Gelegenheit, dabei zu sein, wie in der großen Runde eine gemeinsame Vorgehensweise diskutiert wird. Der Patient geht mit *einer* Empfehlung und *einem* konkreten Plan nach Hause. Er ist essenziell, weil er Hoffnung gibt und Wegweiser ist.

Wir diskutierten über zwei Stunden, begannen beim aktuellen Stand: Ich litt an einem extrem seltenen Krebs, der allgemein als hoch aggressiv gilt und für den es keine «Standardtherapie» gibt. Mein Krebs hatte sich unter der Gesichtshaut weiter entwickelt, ohne dass er sichtbar geworden wäre. Das war nicht unüblich für ein Angiosarkom, das sich entlang der Blutgefäße innerhalb der Haut oder anderer Organe ausbreitet. Diese Eigenheit erklärt auch in gewisser Hinsicht die extrem schlechte Prognose. Der Tumor kann nur selten vollständig entfernt werden, er entzieht sich dem Skalpell der Chirurgen, die Wahrscheinlichkeit ist groß, dass er zurückkehrt. Der Onkologe schlug vor, mit einer Chemotherapie zu beginnen, um den Tumor zu verkleinern, und erst danach zu operieren. Hierbei könnte möglicherweise eine Kombination verschiedener Zytostatika, so nennen wir die krebsbekämpfenden chemischen Substanzen, zum Einsatz kommen. Die Krebschirurgen erläuterten ihr Konzept, so viel Gewebe so radikal wie möglich herausschneiden zu wollen; eine große Sicherheitszone um den ursprünglichen Tumor sei nötig, was im Gesicht nicht so einfach zu bewerkstelligen ist. Danach erklärte der plastische Chirurg, wie mitten im Gesicht ein derart großes Loch wieder rekonstruiert werden könnte, nachdem Haut, Gewebe und Muskeln entfernt werden mussten. Es gab mehrere Optionen: Man könnte entweder die Haut vom Kinn an hoch- oder von der Stirn an herunterziehen. Oder man könnte Haut vom Rücken oder Oberschenkel transplantieren und die operierte Stelle damit bedecken.

Mir wurde ganz anders. Dies war mit Abstand der schlimmste Teil der aufwühlenden Besprechung, weil in diesem Moment klar wurde, wie zerstörerisch, eingreifend und unwiederbringlich verändernd diese Operation werden würde: Ich würde die rechte Hälfte meines Gesichts verlieren.

Theoretisch war mir das klar gewesen, doch es nun zu hören, bis ins kleinste grausame Detail, war fast unerträglich.

Anschließend sprach der Strahlenonkologe über Physik, nämlich, wie tief die verschiedenen radioaktiven Strahlen in die Haut eindringen können.

Charles «Chuck» Morris, mein Hausarzt, moderierte und leitete die Diskussion, fragte nach, um für mich und Helle die Details zu klären. Jeder Arzt wollte sicherstellen, dass wir alles verstanden hatten und wussten, ob wir noch weitere Fragen hätten. Ich hatte eine Menge, stellte Fragen zur Bestrahlung, zur Genesung, zu Nebenwirkungen. Sollten wir lieber zwei statt eines Zytostatikums für die Chemo nehmen? Welche Möglichkeiten der Rekonstruktion würde es geben? Ja, zwei seien besser. Und der plastische Chirurg antwortete, dass er am Tag der Operation die am besten geeignete Methode wählen würde, um den alten Zustand so weit wie möglich wiederherzustellen, je nachdem, wie viel Gewebe der Krebschirurg entfernen müsse.

Nach mehr als zwei Stunden verließen Helle, mein Hausarzt Chuck und ich den Raum. Ich war enttäuscht und wütend: «Das war absolut niederschmetternd!» Helle fragte mich, was ich damit meinte. «Jetzt haben wir sage und schreibe über zwei Stunden damit verbracht, zu bereden, wie ich sterben werde!» Helle und Chuck fielen aus allen Wolken. «Was? Wir haben gerade einen Plan entwickelt, wie du geheilt werden kannst. Wie du am Leben bleibst!»

Man muss es sich mal vorstellen: Nach über zwanzig Jahren medizinischer Praxis hatte ich das fundamentale Ziel der Besprechung nicht verstanden. Ich hatte nicht begriffen, dass alle zusammenwirkten, um mein Leben zu retten. Und ich lag nicht nur ein bisschen daneben, sondern hatte sie auf der ganzen Linie missverstanden: Für mich hatte das alles nach hilflosen Rettungsversuchen geklungen, nach aussichtslosem Aktionismus, nach qualvoller Verlängerung des Leidens, an dessen Ende doch nur der Tod stünde – unausweichlich. Wie konnte das sein? Ich war Kollege, sprach dieselbe Sprache, kannte die Methoden – und hätte erkennen müssen, dass ich eine behandelbare Krankheit hatte und meine Kollegen alles dafür tun würden, um mir eine reelle Überlebenschance zu verschaffen. Sie hatten keinen Fehler gemacht. Wieso hatte ich sie trotzdem so fundamental falsch verstanden? Ich weiß es bis heute nicht. Vielleicht hatten mich der Druck der Situation und die Angst vor der Zukunft ausgetrickst. Emotionaler Stress, Stress ganz allgemein, kann die kognitiven Fähigkeiten, vor allem in Bezug auf die eigene Gesundheit, vorübergehend einschränken: Man ist weniger aufnahme- und merkfähig, interpretiert vorschnell, überhört Details oder greift sich einzelne Aussagen heraus und ignoriert den Zusammenhang, in dem sie geäußert worden sind. Diese Folgen von psychischem Stress sind bekannt, aber dass das auch mir passierte ... Ich hatte Glück, dass ich nicht allein, ohne Beistand, in die Besprechung gegangen war. Anderenfalls wäre ich überzeugt gewesen, dass mein Tod unausweichlich bevorstünde.

Stets habe ich darauf geachtet, den Medizinstudenten in meinen Kursen beizubringen, wie man zu und mit Patienten spricht, wie man sie danach fragt, wie sie ihre Krankheitsgeschichte erleben, wie man dann die Diagnose und den Behandlungsplan mit ihnen erörtert. Immer habe ich versucht, meine eigenen Regeln zu befolgen: Ich setze mich gemeinsam mit den Patienten hin, ich blicke sie an, versuche gelegentlich, körperlich Kontakt aufzunehmen, etwa eine Hand auf ihren Arm zu legen. Ich bin aufrichtig, ehrlich, direkt. Ich achte darauf, komplizierten Fachjargon zu vermeiden. Indem ich aufmerksam zuhöre, versuche ich, die persönlichen Wünsche,

Bedürfnisse und Sehnsüchte der Patienten nachzuvollziehen und nicht meine eigenen auf sie zu projizieren. Ich hoffe inständig, dass sie verstehen, was ich sage, dass deutlich wird, was ich wirklich meine.

Als ich selbst Patient wurde, lernte ich jedoch schnell, dass das, was ich meinen Studierenden beigebracht hatte, viel zu simpel war, häufig nicht hilfreich, wenn nicht sogar falsch. Der Krebs, der Stress, die Angst schaffen ihre eigene Erzählung, die mit der «objektiven Wahrheit», die die Behandler vermitteln wollen, kollidiert und in Wettstreit mit dem tatsächlich Gesagten tritt. Ich frage mich, wie viel die Patienten von den Diskussionen überhaupt erfassen, wie viele Aspekte sie total falsch interpretieren – trotz der intensiven Bemühungen der behandelnden Ärzte. Ich grabe in meinem Gedächtnis und versuche mir die Gespräche mit meinen Patienten aus der Vergangenheit vor Augen zu rufen, um zu erkennen, wo ich sie möglicherweise missverstanden habe oder sie nicht wirklich aufnehmen konnten, was ich ihnen zu sagen hatte. Nicht immer komme ich gut dabei weg. Doch ich lerne und kann von meiner Erfahrung als Patient profitieren.

Natürlich hat jeder Krebskranke unterschiedliche Bedürfnisse, aber es gibt einige grundsätzliche Dinge, die ich inzwischen immer versuche im Gespräch zu berücksichtigen. Zum Beispiel achte ich stets darauf, dass den Patienten möglichst ein Familienmitglied oder ein Freund zur Seite steht, wenn wir die wichtigen Entscheidungen für die bevorstehende Therapie zu fällen haben. Jemand, der in dem Moment vielleicht einen etwas klareren Kopf hat, weniger Angst, der als Korrektiv und ausgelagertes Gedächtnis dienen kann, so wie Helle es für mich war. Ich frage außerdem mehrmals nach, ob die Patienten alles verstanden haben und welche Frage ich ihnen beantworten kann. Ich bitte sie, in ihren eigenen Worten die Diagnose und den Behandlungsplan wiederzugeben – oft zeigt sich dann besonders deutlich, wo es falsche Interpretation gibt und Lücken im Verständnis.

Trotz dieser Bemühungen weiß ich jedoch, dass meine Worte nicht immer so verstanden werden, wie ich es beabsichtige. Aber diese Anstrengungen sind unerlässlich: Denn wenn schon hier, am Beginn der Behandlung, Missverständnisse entstehen, schürt das Ängste, Unsicherheiten und Frustration und lässt die Patienten schlimmstenfalls, wie mich, in dem Gefühl zurück, dem sicheren Tod entgegenzusehen.

# ZWEITE MEINUNG

Krebs zu haben ist eine lebensverändernde, für die meisten Menschen lebenserschütternde Erfahrung. Ob die Diagnose richtig oder falsch und die vorgeschlagene Behandlung aussichtsreich ist, hat ernste Konsequenzen. Daher holen Patienten oft eine zweite Meinung von einem anderen Onkologen ein. Ich selbst habe einen großen Teil meiner klinischen Arbeit darauf verwendet, Zweitmeinungen – auch Dritt- oder Viertmeinungen – zu erstellen. Ich ermutige meine Patienten immer, eine zweite Meinung einzuholen. Es soll keineswegs als Zeichen von Misstrauen gegenüber dem behandelnden Arzt verstanden werden, und es geht auch nicht darum, eine «bessere» Beurteilung zu erhalten. Sondern darum, dem Patienten die Gewissheit zu verschaffen, dass alle Eventualitäten in Betracht gezogen wurden; schließlich geht es bei Krebspatienten oft um Leben und Tod. Es ist klar, dass eine abweichende zweite Meinung Verwirrung und Frust auslösen kann. Letztlich belegt eine andere Meinung aber nur, dass Medizin mit all ihren evidenzbasierten Verfahren und Richtlinien, den Algorithmen und Erfolgsmodellen noch immer keine exakte Wissenschaft darstellt. Das ist mitunter schwer auszuhalten, man wünscht sich als Betroffener verständlicherweise Klarheit, Eindeutigkeit. Doch die gibt es in vielen Fällen nicht. Der Blick eines Chirurgen auf eine Krankheit, auf einen Patienten unterscheidet sich zum Beispiel sehr von dem eines Internisten. Persönliche Erfahrungen und unterschiedliche

Bewertung der Eigenheiten des Patienten beeinflussen unsere Empfehlungen. Deshalb ist eine interdisziplinäre Tumorkonferenz auch so hilfreich. Doch selbst, wenn für die Patienten durch eine Zweitmeinung das Risiko besteht, verunsichert oder in Kontroversen verwickelt zu werden, hilft sie den meisten von ihnen letztlich dabei, die für sie richtige und angemessene Therapie zu finden. Wichtig ist hier natürlich vor allem das Vertrauen in den behandelnden Onkologen.

Anfänglich dachte ich, dass eine zweite Meinung für mich nicht nötig sei. Das Dana-Farber-Krebszentrum war mein Zuhause, ich vertraute meinen Kollegen voll und ganz. Ich wollte ein guter, verantwortungsbewusster Patient sein, nicht meine Ärzte mit Zweitmeinungen nerven oder gar den Therapiebeginn verzögern. Doch mein früherer Ausbildungsleiter und klinischer Mentor Robert «Bob» Mayer machte mir klar: «Bitte mach genau das, was du auch deinen eigenen Patienten vorschlagen würdest, und hol eine zweite Meinung ein.»

Mitte Februar, eine Woche nach meiner Diagnose, fuhren also Helle und ich nach New York zu einem Sarkom-Spezialisten am Mount Sinai Hospital, der Jahre zuvor seine Assistentenzeit am Dana-Farber verbracht hatte. Es war außerordentlich entgegenkommend von ihm, mir so kurzfristig einen Termin einzuräumen. Dass ich meine Geschichte jemandem erzählen konnte, der nicht in derselben Institution arbeitete wie ich und der mit einem distanzierten Blick den pathologischen Bericht lesen würde, verschaffte mir ein gutes Gefühl. Am Ende empfahl er dieselbe Strategie wie die Kollegen: Chemotherapie mit zwei verschiedenen Zytostatika, um hoffentlich den Tumor zu verkleinern, dann einen aggressiven chirurgischen Eingriff mit anschließender Rekonstruktion meines Gesichts, danach voraussichtlich Bestrahlung.

Wie gesagt ist mein Krebs so selten, dass keine aussagekräftigen Daten existieren, wie man ihn «am besten» behandelt. Alles hängt von der persönlichen Erfahrung des Experten ab, der daraus seine Empfehlung entwickelt. Das ist ein wichtiger Punkt. Wir versuchen ja, die Medizin auf immer aussagefähigere Daten zu stellen, sie immer objektiver zu machen, und man könnte auf die Idee kommen, dass eines Tages ein Supercomputer genauso gut den Behandlungsplan erstellen kann wie ein fähiger Arzt. Das ist in der Vergangenheit auch schon versucht worden, vor über zehn Jahren bei IBM mit dem «Watson for Oncology»-Projekt. Aber so weit sind wir längst nicht: Vielleicht können maschinelles Lernen und künstliche Intelligenz Ärzte irgendwann bei der Therapiewahl unterstützen, wenn es um häufig vorkommende und gut untersuchte Krebsarten geht. Aber gerade in Fällen, für die nur wenige Daten existieren, sind die individuellen Kenntnisse und Erfahrungen der Mediziner noch durch nichts zu ersetzen. Darüber hinaus müssen ja auch die nicht medizinischen Umstände, die Familiensituation, die Psyche und die Resilienz, mit der Erkrankung umzugehen, miteinbezogen werden.

War es also die fast fünfstündige Fahrt nach New York wert, nur um dieselbe Ansicht zu hören, die ich bereits von zu Hause kannte? Ja, definitiv. Ich war nun komplett überzeugt, dass wir das Richtige taten. Aber etwas anderes war noch viel wichtiger. Dieser Spezialist benutzte nämlich ein Wort, das wir Krebsärzte oft nur äußerst selten, zu selten, in den Mund nehmen. Er sagte: «Wir setzen diese Therapien ein, um Sie zu heilen.» Er sagte nicht: um den Tumor zu verkleinern, zu entfernen, zu bekämpfen oder sonst etwas in der Art. Es ist schon erstaunlich, wie selten wir Onkologen – mich eingeschlossen – von Heilung sprechen. Wir benutzen stattdessen Wörter wie «Remission», also das Verschwinden nachweisbarer Krebszellen, oder «keine Anzeichen der Krankheit mehr», wir reden von «Langzeit-Überleben» und «Vollremission». Aber wir scheuen uns davor, «Heilung» zu sagen. Warum? Befürchten wir, dass uns eine Fehleinschätzung nachgewiesen wird, wenn es einen Rückfall gibt? Oder dass wir verklagt werden, weil wir zu viel versprochen haben? Dass wir den Patienten Hoffnungen machen, und wenn sie sich nicht erfüllen, das umso schwerer zu ertragen ist?

Ich glaube, es ist vor allem unsere eigene Erfahrung, die uns vorsichtig sein lässt – zumindest gilt das für mich. Mir ist klar, wie unfassbar deprimierend es ist, sich nie ganz auf der sicheren, der gesunden Seite wähnen zu können, aber es ist nicht zu leugnende Realität: Eine Leukämie kann nach wenigen Wochen zurückkehren, sogar wenn das Knochenmark kurz zuvor noch absolut normal ausgesehen hat. Brustkrebs oder ein Melanom können noch Jahre, nachdem der Ursprungstumor entfernt wurde, mit Metastasen an entfernten Organen wieder auftreten. Ich wusste das natürlich alles nur zu gut, und mir war klar, warum niemand das Zauberwort «Heilung» verwendete. Dennoch wartete ich darauf, ich sehnte mich geradezu danach, dass es jemand aussprach – bis es dann dieser Arzt in New York tat: «Das Ziel ist, Sie zu heilen.» Dieses eine Wort vermittelte mir so viel Hoffnung, so viel Zuversicht. Es war ein Versprechen auf die Zukunft.

# KONTROLLVERLUST

Patienten leiden besonders darunter, die Kontrolle über ihr Leben zu verlieren oder verloren zu haben. Aus dem Nichts, mit einem Wimpernschlag, ändert sich durch die Diagnose «Krebs» ihr Leben für immer. Je nachdem, um welche Art Krebs es sich handelt, steht diese Nachricht urplötzlich im Raum. Ich erinnere mich noch genau an den ersten Patienten mit einer akuten myeloischen Leukämie, den ich während meiner Facharztausbildung betreute. Es war im November 2000, als der siebzigjährige George, der sich nach einem Leben als Professor an einer theologischen Hochschule gerade seit ein paar Monaten im Ruhestand befand, zu uns kam. Über Wochen hatte er sich müde gefühlt und dann einen Husten entwickelt, der sich als Lungenentzündung herausstellte. Die Ärzte in seinem Heimatkrankenhaus stellten, außer Fieber, eine extrem erhöhte Anzahl weißer Blutkörperchen fest und schickten ihn mit der Verdachtsdiagnose einer akuten Leukämie zu uns ins Krebszentrum. Als ich George zum ersten Mal begegnete, war er blass und erschöpft; er machte einen mitgenommenen Eindruck auf mich. Seine Frau, die beiden erwachsenen Söhne und die Tochter standen an seinem Bett, nervös, ängstlich, voller Fragen. Mir war klar, dass wir uns beeilen mussten. Bei einer akuten Leukämie vermehren sich die Leukämiezellen im Knochenmark extrem schnell. Sie legen dadurch das Immunsystem lahm und hindern den Körper daran, sich gegen Infektionen zur Wehr zu setzen. Je eher die Therapie beginnt, die die Krebszellen reduziert, umso vorteilhafter für den Patienten. Und umso besser sind seine Aussichten, diese erste Phase zu überleben.

Die Diagnose einer akuten myeloischen Leukämie basiert auf einer Reihe von Tests, die auch Untersuchungen des Bluts und des Knochenmarks umfassen. Ist die Diagnose klar, beginnt sofort, manchmal innerhalb weniger Stunden, die Chemotherapie. Sie besteht heutzutage aus einer Kombination von zwei sehr starken Wirkstoffen, ist extrem anstrengend und erfordert in der Regel einen mehrwöchigen Aufenthalt im Krankenhaus. Die Nebenwirkungen sind heftig, gerade für ältere Patienten: Übelkeit, Erbrechen und Haarausfall sind nur einige davon. Der unerwartete, plötzliche Beginn einer solchen stark belastenden Therapie bringt das bisherige Leben des Patienten zu einem sofortigen, totalen Stillstand. So auch für George und seine ganze Familie. Sie hatten sich darauf gefreut, gemeinsam das Erntedankfest zu feiern – stattdessen drängten sie sich nun in einem Krankenzimmer und warteten angsterfüllt darauf, dass man ihnen die Behandlung erklärte, die am selben Abend, spätestens am nächsten Morgen beginnen sollte. Zu diesem Zeitpunkt hatten weder George noch seine Angehörigen die leiseste Idee davon, was ihm und der ganzen Familie bevorstand.

Ich hatte während meiner Ausbildung schon viele Patienten gesehen, die wegen Komplikationen bei einer Leukämie oder während ihrer Behandlung, auch nach einer Knochenmarktransplantation, bei uns im Krankenhaus waren. Doch George war der erste Patient mit Leukämie, den ich von Anfang an und für die gesamte Zeit seiner Krankengeschichte behandelte. Nach und nach lernte ich seine ganze Familie inklusive der Enkelkinder kennen, seine Nachbarn und Freunde.

Wir Onkologen werden nicht nur durch die klinische Praxis zu versierteren Ärzten, sondern auch durch Menschen wie George. Er lehrte mich, wie man eine Diagnose und überhaupt die ganze Situation als Krebspatient akzeptiert, und ich bewunderte die umfassende Unterstützung und Fürsorge seiner Frau Jane.

Menschen reagieren sehr unterschiedlich auf ihre Krankheit, auf eine niederschmetternde Diagnose. Als Arzt habe ich das ganze Spektrum kennengelernt: Mut, Liebe, Verdrängung, Ärger, Frustration, Siegeswillen, Angst, Enttäuschung und Verzweiflung. Und diese verschiedenen Gefühle und Reaktionen sind individuell, für jeden Patienten anders, und damit authentisch. So war das auch bei George, er reagierte nicht «richtig» oder «falsch» oder gar «besser» als andere – er reagierte auf seine Krankheit in Einklang mit seiner bisherigen Lebensgeschichte. George war ein Mensch, der, als er das Ausmaß seiner Krankheit erfasst hatte, eine sehr gelassene Haltung dazu einnahm. Er tat, was nötig war, und kämpfte um sein Leben. Aber er hegte keinen Groll gegen Gott oder das Schicksal, das ihn mit dieser Krankheit geschlagen hatte, gerade am Beginn seines Ruhestands, als er nach vielen arbeitsreichen Jahren das Leben genießen wollte. Er integrierte die Krankheit in seine Lebensgeschichte, und das half ihm letztlich dabei, seine Energien auf den Kampf gegen den Krebs zu konzentrieren. Seine Familie war dabei an seiner Seite, umsichtig, liebevoll, ohne Druck oder Zweifel. Als ich George das erste Mal begegnete, konnte ich nicht ahnen, dass er ein paar Jahre später mein Vorbild in meinem eigenen Kampf gegen den Krebs sein würde.

Die plötzliche und totale Veränderung des Lebens, die George und seine Familie durchmachten, erlebt auf individuelle Weise jeder Krebspatient. Sicher stellt sie sich nicht bei jedem in gleicher Weise dramatisch dar und geschieht so schnell wie bei ihm. Oft kündigt sich ein Krebs diskret an, vielleicht bestand schon länger der Verdacht, dass etwas nicht in Ordnung sein könnte. Es werden Tests und Untersuchungen durchgeführt, es folgen noch mehr Tests, und schließlich findet der Termin statt, bei dem man die Diagnose erhält und gemeinsam die Therapieoptionen bespricht, Bedenkzeit erbittet und weitere Meinungen einholt. Doch auch wenn es sehr viele individuelle Unterschiede gibt, ist allen Patienten eins gemeinsam: Von jetzt auf gleich bestimmen der Krebs selbst und der behandelnde Onkologe das Leben und alles, was zu tun ist. Und damit meine ich alles. Zunächst werden Klinikaufenthalte terminiert, Untersuchungen geplant, weitere Spezialisten herangezogen. Dann beginnt die Therapie, die häufig mit gravierenden Nebenwirkungen einhergeht. Krebs kümmert sich nicht um Schulferien oder Urlaubszeiten, nicht um bedeutende Familienereignisse oder wichtige berufliche Etappen. Er kümmert sich nicht um Pläne und Vorhaben, um die emotionale Verfasstheit oder die individuelle Lebenssituation der Betroffenen. Der Krebs ist da, und mit aller Macht nimmt er den gesamten Alltag in Beschlag. Die Notwendigkeit, sich um die Behandlung zu kümmern, erfordert die ganze Aufmerksamkeit und sämtliche Zeit der Betroffenen. Wer Krebs hat, ist voll und ganz mit seiner Krankheit beschäftigt. Und zusätzlich zu der berechtigten Angst, seine Gesundheit und womöglich auch sein Leben zu verlieren, kommt noch das Gefühl, der ganzen Prozedur, den Behandlungsterminen, den Untersuchungen, dem entstehenden Lebenschaos hilflos ausgeliefert zu sein.

Als Arzt und Forscher an einer exzellenten akademischen

Institution und berühmten medizinischen Hochschule war ich gewohnt, alles unter Kontrolle zu haben. Ich hatte meinen eigenen Arbeitsplan festgesetzt und entschieden, an welchen Projekten ich in meinem Forschungslabor arbeiten wollte. Ich stellte Personal ein und hatte den Überblick über die Experimente. Als Hochschullehrer hatte ich federführend die Inhalte meiner Kurse entwickelt und sie mit Dutzenden anderer Fakultätsmitglieder abgestimmt. Doch plötzlich, aus heiterem Himmel, war ich abhängig, schwach und weit entfernt davon, auch nur Kleinigkeiten zu bestimmen. Mir wurde gesagt, welche Termine ich einzuhalten hatte, wann die radiologischen Untersuchungen stattfinden würden, für wann die Operation geplant sei. Der Zeitplan der Chemotherapie berücksichtigte weder universitäre Veranstaltungen noch Dienstreisen, weder Besprechungen im Labor noch die Bewerbungsfristen für Drittmittelanträge, weder Schulaufführungen der Kinder noch Verabredungen mit Freunden. Ich hatte über nichts mehr auch nur die geringste Kontrolle. Der Krebs bestimmte nicht nur meinen Kalender, sondern entschied auch über meinen Körper, mein Leben, meinen Schlaf, darüber, wie ich mich fühlte, und sogar, wie ich in Zukunft aussehen würde.

Kontrollverlust ist eine typische Erfahrung für jeden Patienten, nicht nur, wenn man Krebs hat. Er betrifft Menschen, die mit akuten Problemen in die Notaufnahme kommen, ebenso wie chronisch Kranke, Patienten mit Bluthochdruck, Diabetes und entzündlichen Darmerkrankungen. Das Ziel einer jeden funktionierenden therapeutischen Beziehung ist es daher, den Patienten darin zu stärken, so weit wie möglich die Kontrolle über sein Leben und seine Krankheit zurückzugewinnen. Es ist eine einmalige Gelegenheit für einen Arzt und Betreuer, sich mit einem Patienten zu verbünden, Vertrauen aufzubauen und all jene Aspekte in seinem Leben zu begreifen, die nicht im strengen Sinne medizinisch relevant sind, aber doch enormen Einfluss auf den Erfolg seiner Therapie haben können. Eine solche Partnerschaft erzielt bessere Resultate, hilft den Kranken, die Therapievorschriften zu befolgen, und führt generell zu einer besseren Lebensqualität.

Für Krebspatienten ist die Vorstellung, das Leben zu verlieren, zu sterben, extrem präsent. Sie ist niederschmetternd. Nicht nur, dass es unmöglich ist, den nächsten oder übernächsten Tag zu planen, man befürchtet, überhaupt keine Zukunft mehr zu haben. Meine dringendsten Vorhaben mussten auf Eis gelegt werden, alles war in Frage gestellt. Diese Gefühle der Ohnmacht, der Unzulänglichkeit und Schwäche überschatten und verstärken die Nebenwirkungen der Chemotherapie und der Operation. Sie erklären, warum unsere Patienten nicht glücklich, nicht zufrieden sind, selbst wenn wir als behandelnde Ärzte unser Möglichstes tun, um ihre medizinischen Bedürfnisse zu erfüllen. Was sie wollen, ist Gewissheit, und zwar positive. Wenn wir die nicht bieten können, sind manche verzweifelt, andere sind wütend und weigern sich, die Tatsachen zu akzeptieren. So wie Jake, 28 Jahre alt, den ich zu Beginn meiner Laufbahn kennenlernte. Er kam mit seiner ganzen Familie und wollte eine Zweitmeinung für seinen metastasierten Darmkrebs einholen.

Jake war mit der bisherigen Behandlung nicht zufrieden. Sein Arzt hatte eine Chemotherapie verordnet, die alle zwei Wochen verabreicht wurde. Sie verursachte jedoch ein unangenehmes Kribbeln in den Fingerspitzen, außerdem Übelkeit und Durchfall. Jake wollte eine Therapie, die nicht lediglich sein Leben verlängerte, sondern er wollte eine, die ihn heilte – ein nur allzu verständlicher Wunsch. Er kam zu mir, weil er eine bessere Prognose hören und sein Leben wieder in Besitz nehmen wollte. Doch ich konnte ihm nicht helfen, ich hatte keinen Zauberstab. Es gab damals noch keine Heilung für Patienten wie ihn.

Dieses Gefühl der Ohnmacht ist auch für Onkologen frustrierend – gewöhnen kann man sich nie daran. Für mich war und ist diese Ausweglosigkeit ein großer Antrieb für die Forschung in unserer Laborgruppe. So geht es vielen meiner Kollegen: Die Erfahrung mit ihren Patienten motiviert sie, neue Behandlungsmöglichkeiten zu entwickeln und zu erproben.

Ich legte Jake dar, dass er bei seinem behandelnden Onkologen in guten Händen war, die bestmögliche Medikation bekam und auf noch ein paar Jahre hoffen konnte. Doch das reichte ihm nicht, er wollte, dass ich ihm sein Leben zurückgab. Wütend schrie er: «Warum verschwende ich hier überhaupt meine Zeit?», stürmte aus dem Zimmer und knallte die Tür hinter sich zu.

Eine solche Reaktion ist nicht ungewöhnlich, wenn Patienten einen tödlichen Befund mit limitierter Prognose erhalten, also einer nur noch geringen verbleibenden Lebenszeit. Die Psychiaterin Elisabeth Kübler-Ross beschrieb diese Wut als eine der fünf Phasen der Trauer, die Patienten angesichts des Todes durchmachen; als die anderen vier benannte sie Leugnen, Verhandeln, Depression und Akzeptanz. Damals hatte ich gedacht, dass ich Jakes Zorn gut nachvollziehen könnte – wem würde es nicht so gehen in Anbetracht der Ungerechtigkeit und Ausweglosigkeit der Krankheit, der fehlenden Behandlungsmöglichkeiten? Doch ich hatte das zugrunde liegende Motiv nicht wirklich verstanden. Mit meiner eigenen Erfahrung erkenne ich nun viel deutlicher, worum es sich handelt: Die Vorstellung, das Leben zu verlieren, stellt den absoluten Kontrollverlust dar, und während wir dies betrauern, geraten wir in Zorn und Frust.

Ich empfand keine Wut, als ich meine Diagnose erhielt. Zumindest kann ich mich daran nicht mehr erinnern. Möglicherweise überlagert die Flut anderer Gefühle – Verunsicherung, Angst, Sorge um meine Familie – mein Gedächtnis. Aber auch die anderen Phasen der Trauer nach Kübler-Ross traten bei mir nicht ein, weder Verdrängung noch Verhandlung (mit sich selbst, Gott, dem Schicksal, den Ärzten) oder Depression, und schon gar nicht die Akzeptanz. Meine Haltung, nachdem sich das Missverständnis des Erstgesprächs aufgeklärt hatte, war eindeutig: Ich war nicht dabei, zu sterben. Ich war krank, sehr sogar. Aber ich würde tun, was getan werden musste. Jeden Tag. Schritt für Schritt.

Meine Chancen waren – rein statistisch gesehen – wirklich gering. Aber die Statistik fängt bei jedem Einzelnen von vorn an. Also auch bei mir.

# STATISTIK

Während meiner Ausbildung in der Onkologie hatte ich einen besonderen Mentor und Lehrer, Robert Mayer, der unsere gesamte Facharztausbildung begleitete. Er brachte uns bei: «Verschwenden Sie keine Zeit damit, mit Ihren Patienten die genauen Überlebensstatistiken zu diskutieren. Niemand ist ein 68-prozentiger Patient oder ein 32-prozentiger Mensch. Die beiden einzigen Zahlen, auf die es ankommt, sind diese: hundert für das Überleben und null Prozent für den Tod. Dazwischen gibt es nichts.»

Das leuchtet jedem unmittelbar ein. In der Medizin brauchen wir als Kliniker trotzdem Überlebensstatistiken. Wenn wir entscheiden, wie wir vorgehen wollen, welche Therapiepläne wir erstellen, müssen wir wissen, welche Behandlung die besten Erfolgsaussichten hat. Wir müssen wissen, wie lange – im Durchschnitt – eine bestimmte Behandlung das Leben unserer Patienten verlängern kann, und wir müssen wissen, ob die hochtoxische Medikation, die wir häufig anwenden müssen, einen messbaren Nutzen für den Patienten hat. Darauf bauen die Behandlungsschemata und -empfehlungen auf. Doch wenn wir am Krankenbett eines Patienten stehen, sind diese Zahlen zu Durchschnitt und Wahrscheinlichkeit nicht ausschlaggebend, auch wenn sich manche in ihrer Not daran festklammern. Wir können jedoch nicht hundertmal auf das Tor schießen und davon ausgehen, dass ein paar unserer Schüsse schon treffen werden. Meistens haben Patienten und Ärzte nur einen Versuch, und der ist entweder erfolgreich oder nicht.

Viele meiner Patienten, wenn nicht alle und besonders diejenigen mit fortgeschrittenen Krebserkrankungen, fragen mich: «Wie viel Zeit habe ich noch?» Diese Frage habe ich nie beantwortet. Nicht, weil ich die Statistiken nicht kenne oder mich davor drücken will, einen Patienten über seine kritische Situation und schlechte Prognose aufzuklären. Der Grund ist ganz einfach der: Ich weiß es nicht. Und deshalb rate ich meinen Patienten, unabhängig von irgendeiner Zeitangabe: Wenn Sie etwas mit jemandem zu besprechen haben, besprechen Sie das jetzt. Wenn Sie etwas tun möchten und die Krankheit das zulässt, tun Sie es jetzt. Wenn Sie Familie, Freunde sehen wollen, tun Sie es jetzt. Tage, Wochen, Jahre – das sind nur Zahlen, statistische Mittelwerte. Sowohl der Patient als auch ich müssen darauf hoffen, dass wir überhaupt Aussichten auf Erfolg, auf Überleben, auf eine positive Reaktion des Körpers haben. Null oder hundert.

Das musste auch ich mir noch mal vor Augen rufen, als ich in der ersten Studie über Angiosarkome, die ich las, auf die Überlebensrate von vier Prozent stieß. Hätte ich mich auf diese Zahl eingelassen, wäre ich schon vor Beginn der eigentlichen Behandlung total demoralisiert gewesen. Ich legte alle Fachartikel zur Seite und las während meiner Therapie nie wieder etwas über meine Krankheit, sondern verließ mich ganz auf die Informationen und die Ratschläge, die mir meine Ärzte gaben.

In den USA ist die medizinische Ausbildung als Assistenzarzt sehr intensiv und anders organisiert als in Deutschland, was ich als junger Arzt sehr genossen hatte. Ich konnte viel Zeit mit den Patienten verbringen und erwarb umfangreiches praktisches Wissen. Die Oberärzte und Professoren vermittelten uns eine Menge Stoff, auch zu seltenen und komplizierten klinischen Fällen. Als ich schließlich meine Onkologie-Fachausbildung begann, besaß ich einen großen Fundus an Fachkenntnissen und fühlte mich gut vorbereitet. Doch im Nachhinein ist mir klar geworden, dass ich diesem Wissen zu sehr vertraute, ich mich zu sehr darauf verließ. Dabei erfasste es längst nicht alles, was Krankheit ausmacht und wie der individuelle Mensch darauf reagiert. Die Nuancen einer Erkrankung, die Individualität der Patienten – physisch, psychosozial, genetisch –, die auch aus «Routinefällen» einzigartige Situationen werden lässt. Kein Curriculum der Welt könnte einem das beibringen – aber das wurde mir erst wirklich bewusst, als ich selbst zum Patienten wurde.

Ich habe schon George erwähnt, den siebzigjährigen ehemaligen Theologieprofessor, den ich mit akuter Leukämie aufnahm. Einige Monate nach Beginn seiner Therapie entwickelte sich eine aggressive Pilzinfektion in der Lunge, gegen die sein aufgrund der Leukämie und der Chemotherapie geschwächtes Immunsystem nicht ankommen konnte. Der Pilz war schließlich in eines der großen Blutgefäße in der Lunge eingewachsen, und George hustete Blut. Von Minute zu Minute wurde er schwächer. Gegen zwei Uhr nachts sprach ich mit Georges Frau und erklärte ihr, dass ihr Mann sterben würde. Ich konnte mir kein Szenario vorstellen, in dem er überleben würde. Doch wie sich herausstellte, lag ich total falsch, trotz meiner langjährigen Ausbildung, trotz meines theoretischen Wissens. Die Wende brachte der Chefarzt der Thoraxchirurgie. Er operierte George noch in dieser Nacht und schnitt den pilzbefallenen Teil der Lunge heraus, um die Blutung zu stillen. Innerhalb weniger Tage wurde George auf ein gerade erst zugelassenes neues Medikament gegen Pilzinfektionen eingestellt. Er überlebte die akute Erkrankung, erhielt später eine Knochenmarktransplantation und lebte weitere fünf Jahre – was wirklich ein großer Erfolg für einen älteren Patienten mit Leukämie war. Und ich? Ich hatte mich für ausreichend informiert gehalten und es gewagt, der Ehefrau zu sagen, dass ihr Mann nun sterben würde, sie auf das Leid vorzubereiten, das auf sie zukommen würde. Aber ich hatte komplett danebengelegen.

Ein anderer Fall war Mary, eine junge Frau Anfang 20, die als Kindermädchen arbeitete. Auch sie war an akuter Leukämie erkrankt und musste sich einer Knochenmarktransplantation unterziehen. Es traten Komplikationen auf. Erst versagten ihre Nieren, dann ihre Leber und schließlich ihre Atmung. Sie musste intubiert werden, wurde künstlich beatmet und an die Dialyse angeschlossen. Ich wusste, dass das Versagen aller Organe nach einer Knochenmarktransplantation kaum zu beheben war. So setzte ich mich mit Marys Mutter an das Bett und versuchte ihr beizubringen, dass wir ihre Tochter wohl verlieren würden. Beide mussten wir weinen. Mary starb in dieser Nacht nicht. Auch nicht in einer der nächsten Nächte. In den folgenden Tagen erholten sich Marys Nieren und ihre Leber, die künstliche Beatmung konnte abgesetzt werden. Heute, mehr als zwanzig Jahre später, geht es Mary gut. Sie arbeitet als Beraterin. Ihre Leukämie ist nicht zurückgekommen. Ich hatte mich auch hier vollkommen getäuscht.

Während meiner Krankheit habe ich viel über George und Mary nachgedacht und darüber, wie sie es geschafft haben, sich den Prognosen, die ich mit bestem Wissen und Gewissen aufgestellt hatte, zu widersetzen. Paradoxerweise half mir die Erinnerung an mein Versagen in meinem eigenen

Fall. Sie zeigte mir, dass all unser Wissen und unsere Mühen nicht ausreichen, eine wirklich verlässliche Aussage über den Verlauf einer Krankheit, über die Zukunft, zu tätigen. Erst recht nicht über ihr Ende oder das des Patienten. Es gibt zu viele Parameter, Ungewissheiten, Zufälle, Entwicklungen, die man nicht voraussehen kann. Und nun wollte ich mit aller Kraft und allen Fasern meines Herzens, dass auch die negativen Prognosen in Bezug auf meine Chancen falsch waren. Ich wollte die Experten widerlegen, ja, am liebsten demütigen. Ich wollte am Leben bleiben.

Erst als ich dieses Buch schrieb, sah ich mir eine neuere Studie an, in der die Ergebnisse von Patienten mit Angiosarkom im Gesicht und Kopfbereich über mehr als fünfunddreißig Jahre hinweg untersucht wurden. Sie ergab eine Fünf-Jahres-Überlebensrate von zwölf Prozent. Das war etwas besser als die damaligen vier Prozent, aber immer noch extrem niedrig. Doch was soll's – ich habe es geschafft. Ich habe es sogar zweimal geschafft, die Krankheit zu überwinden.

Mittlerweile habe ich eine spezielle Beziehung zu der Zahl Vier entwickelt. Nicht gerade eine freundschaftliche, aber doch eine «persönliche». Wenn wir in unserer Abteilung ein neues Projekt beginnen, sage ich zum Beispiel: «Selbst wenn wir nur eine Erfolgschance von vier Prozent haben: Das Projekt ist es wert, dass wir es versuchen. Also, lasst es uns machen.» Es ist ein vielleicht erstaunlicher, aber auf jeden Fall positiver Effekt meiner Erfahrung mit dem Krebs und der ursprünglich schlechten Prognose. Ich habe kaum noch Angst vor dem Unbekannten, keine Angst vor dem Versagen, ich bin optimistischer. Ich gehe nicht unbedingt ein höheres Risiko ein, aber von der Möglichkeit des Scheiterns, von Statistiken lasse ich mich definitiv nicht abschrecken.

# DER PREIS

Meine Ärzte hatten ja schon in unserem ersten Gespräch klargemacht, dass eine radikale, aggressive Operation der wichtigste, der zentrale Schritt war, um das von Krebs befallene Gewebe zu entfernen und mir damit eine Chance auf Heilung zu sichern. Zuvor sollte ich mich wie besprochen der neoadjuvanten Chemotherapie unterziehen, also einer Chemotherapie, die *vor* einer Krebsoperation stattfindet. Sie soll den Tumor verkleinern und damit den Operationserfolg idealerweise erhöhen. Die meisten Menschen haben wohl eher schon einmal von der adjuvanten Chemotherapie gehört, die *nach* einer OP oder Bestrahlung erfolgt, um mögliche Reste von Tumoren oder Metastasen zu bekämpfen und damit die Heilungschancen zu verbessern. Für meinem Fall schätzte die Fachliteratur die Aussichten einer neoadjuvanten Therapie als begrenzt ein, was aber auch der Tatsache geschuldet war, dass man mit Angiosarkomen, wie gesagt, nur wenige systematisch dokumentierte Erfahrungen hatte.

Meine Kombinationschemotherapie aus zwei Medikamenten wurde schon seit Jahrzehnten gegen verschiedene Krebsarten eingesetzt. Doch weder meine fünfzehnjährige Praxiserfahrung mit meinen Patienten noch die Fachliteratur hatten mich wirklich auf das vorbereitet, was mich jetzt erwartete. Simpel ausgedrückt: Ich hatte einfach nicht gewusst, nicht am eigenen Körper gespürt, wie grausam eine Chemotherapie wirklich sein kann.

Die Anfänge dieser Therapieform liegen zufälligerweise genau dort, wo ich arbeitete. Initiiert hatte sie Sidney Farber, nach dem das Dana-Farber-Krebsinstitut benannt wurde. Der erste Teil des Namens stammt von Charles S. Dana, Jurist und Hersteller von Autoteilen, der als Philanthrop eine Stiftung gründete, mit der die bahnbrechende Arbeit von Sidney Farber gefördert wurde. Farber, der sein Medizinstudium ursprünglich in Heidelberg und Freiburg begonnen hatte, war Kinderpathologe an der Harvard Medical School und am Bostoner Kinderkrankenhaus. Er erkannte, dass Leukämiezellen, die Blutkrebs bei Kindern verursachen, Folsäure benötigen, um sich zu teilen, und entwickelte eine Therapie mit einem Folsäure-Hemmstoff, Aminopterin. Die ersten Studien von 1947 zeigten, dass bei Kindern mit akuter lymphatischer Leukämie die Behandlung mit Aminopterin zur Remission, zu einer zeitweisen Reduktion und sogar zum Verschwinden der Leukämiezellen aus dem Blut führte. Diese Studien gehörten zu den ersten, mit denen man überhaupt nachweisen konnte, dass Krebszellen mit chemischen Substanzen gezielt bekämpft werden können.

Es war die Geburtsstunde der Chemotherapie, wie wir sie heute kennen, auch wenn der Medizin-Nobelpreisträger Paul Ehrlich schon wesentlich früher, im Jahr 1906, den Begriff Chemotherapie benutzte. Er wollte damit verdeutlichen, dass man mit synthetischen chemischen Substanzen – von ihm als «Zauberkugeln» bezeichnet – Infektionen bekämpfen kann, was er bei der von ihm entdeckten Syphilistherapie eindrucksvoll demonstrierte. Das Georg-Speyer-Haus in Frankfurt, in dem Paul Ehrlich seine Forschungen ausführte und dessen Gründungsdirektor er 1906 wurde, ist heute noch ein Krebsforschungsinstitut.

Unterschiedliche chemische Substanzen sind nach wie vor einige der wirksamsten Waffen, über die wir im Kampf gegen Krebs verfügen. Jede Chemotherapie greift bestimmte Merkmale des Krebses an, um die Zellteilung zu verhindern. Heute, Jahrzehnte nach Sidney Farbers ersten Studien, sind Chemotherapiestrategien und -medikamente so gut weiterentwickelt, dass eine Vielzahl von Patienten, deren Prognosen einst hoffnungslos waren, nun behandelt und geheilt werden können.

Doch diese Aussicht auf Erfolg, auf Heilung, verlangt einen hohen Preis. Grob gesprochen ist der Zweck aller Zytostatika, das rasante Wachstum von Krebszellen zu stoppen. Weder genetisch kodierte Wachstumskontrollen noch der umgebende Zellverbund können diesen Zellwuchs in Schach halten. Und dementsprechend wirken die Zytostatika vor allem so, dass sie diesen unkontrollierten Zellwuchs hemmen: Sie stören etwa die Chromosomenteilung durch Beeinträchtigung der Zellspindeln; oder sie behindern die DNA-Synthese durch «falsche» Bausteine; oder sie hemmen bestimmte Enzyme, die für die Funktion oder Reparatur der DNA-Stränge wichtig sind.

Ein Problem der Behandlung: Die chemischen Substanzen, die bei einer Therapie eingesetzt werden, können nicht zwischen «bösen» Krebszellen und «guten» Körperzellen unterscheiden, die sich ebenfalls schnell teilen und beständig erneuern. Dazu gehören beispielsweise die Zellen des Knochenmarks, der Darmschleimhaut und des Haars. Genau darauf wirken die Zytostatika leider auch.

Wenn ich als Onkologe über die Nebenwirkungen einer Chemotherapie aufkläre, geschieht das aus mehreren Gründen. Einer davon ist, dass ich schon aus juristischen Gründen dazu verpflichtet bin, den Patienten vollständig zu informieren, bevor er seine Einwilligung zur Behandlung gibt. Wichtiger ist jedoch, dass ich den Patienten auf die Nebenwirkungen der Therapie vorbereite, damit er nicht das Vertrauen in mich als Arzt und in die Behandlung verliert, wenn diese Begleiterscheinungen auftreten. Er muss wissen, dass sie kein Makel der Therapie sind oder auf einer Fehleinschätzung von mir beruhen. Auch wenn die Patienten die Liste der Nebenwirkungen kennen, verzichten nur wenige auf die Behandlung. Es gibt keine Alternative. Das Ziel ist, den Krebs zu besiegen, und dem ordnet sich alles unter, dafür wird fast alles in Kauf genommen. So war es auch bei mir. Ich wollte leben. Ich wollte dabei sein, wenn meine Kinder groß wurden. Ich wollte zurück zu meiner Arbeit, meine Forschungen fortsetzen, als Arzt tätig sein. Ich wäre bereit gewesen, alles zu akzeptieren, jede grässliche Nebenwirkung, jeden Verlust von Fähigkeiten, wenn ich einen Pakt mit dem Krebs hätte schließen können: «Ich lasse alles mit mir machen, aber lass du mich am Leben.» Ich vermute, dass viele meiner Patienten und überhaupt viele Krebskranke insgeheim einen solchen fiktiven Pakt eingehen: Wenn ich nur genug leide, wenn ich nur tapfer genug bin, wenn ich alles Elend auf mich nehme – dann kann ich die Niederlage abwenden und dem Tod entkommen.

Unglücklicherweise weiß ich aus Erfahrung, dass der Krebs nicht mit sich handeln lässt. Es gibt kein *Quid pro quo*, kein *Survival of the fittest* und keinen Sieg der Tapfersten. Dennoch schwor ich mir selbst: Wenn ich untergehen sollte, dann nicht ohne Kampf, nicht ohne dass ich alles gegeben hätte, um zu gewinnen. Egal, was passieren würde, niemals wollte ich zurückblicken und mir sagen müssen, dass ich nicht alles versucht hätte. Das war ich mir selbst schuldig, aber vor allem meiner Familie.

Viele Betroffene reagieren meiner Erfahrung nach mit ähnlichen Gedanken auf eine existenzielle Bedrohung, nicht nur, wenn es sich um Krebs handelt. Manchmal zahlt sich der Einsatz direkt aus. Eine vernünftige Ernährung, körperliches Training und der daraus resultierende Gewichtsverlust senken beispielsweise das Risiko, an Diabetes zu erkranken oder eine Fettleber zu entwickeln. Asthma etwa lässt sich durch die genaue Befolgung einer medikamentösen Therapie weitgehend in den Griff bekommen. Doch bei Krebs ist es anders. Die Nebenwirkungen, Komplikationen und Belastungen lassen sich nicht als «Kosten» aufrechnen gegen den tatsächlichen, messbaren Nutzen, gegen eine unwahrscheinliche Heilung oder eine Galgenfrist. Für den Patienten und auch für die betroffene Familie gibt es diese Wahl nicht. Und genauso wenig können wir als Ärzte voraussagen, wie stark sich Nebenwirkungen bemerkbar machen und wie groß der Nutzen der Therapie tatsächlich sein wird. Manchmal entsteht für den Patienten oder seine Familie das Gefühl, alles getan zu haben, «was möglich ist», ohne zu wissen, was genau das beinhaltet.

Wenn man als Onkologe nicht erlebt, wie der Patient zu Hause mit den Nebenwirkungen kämpft, schätzt man sie mitunter gegenüber den Möglichkeiten der Therapie als gering, als vernachlässigbar ein: Was ist denn schon Übelkeit, was ist selbst Erbrechen gegen die Aussicht, gesund zu werden? Dann fällt es einem vielleicht schwer nachzuvollziehen, warum manche Patienten zweifeln, ob es das wert ist, oder man steht fassungslos davor, wenn sie erschöpft aufgeben wollen und nicht mehr bereit sind, die Nebenwirkungen auf sich zu nehmen. Wir fragen deshalb heute wesentlich genauer als früher nach den Nebenwirkungen, nach Schmerzen, Fieber, Übelkeit, Erbrechen, Durchfall und anderen Symptomen. Wir müssen wissen, wie sehr die Therapie den Alltag beeinflusst. Das hilft uns Ärzten, die Situation der Patienten besser zu beurteilen.

Ich sollte mit zwei Substanzen behandelt werden – Handelsnamen Taxol und Gemzar –, die sich schon Jahrzehnte in der Krebsbehandlung bewährt haben. Taxol, auch bezeichnet als Paclitaxel, ist ein bekanntes und sehr häufig verwendetes Krebsmittel. Es wurde jahrelang aus der Pazifischen Eibe (Taxus brevifolia) gewonnen, wird mittlerweile aber synthetisch hergestellt. Taxol vereitelt die Chromosomentrennung während der Kernteilung, der Mitose, und verhindert damit die Zellteilung. Es wurde 1992 zugelassen und sehr erfolgreich vor allem bei Krebs der Eierstöcke, aber auch der Brust, der Lunge, der Speiseröhre und mittlerweile auch anderer Organe eingesetzt. Gemzar oder Gemcitabin ist seit 1996 im Einsatz, anfänglich gegen metastasierten Bauchspeicheldrüsenkrebs, später auch verwendet bei spezifischen Formen von Lungenkrebs und fortgeschrittenem Brust- oder Eierstockkrebs. Ursprünglich wurde Gemcitabin als Mittel gegen virale Infekte entwickelt; es verändert die DNA der Krebszelle, indem es falsche Bausteine in die DNA-Struktur einfügt und so die Zellteilung unterbricht. Daher ist die kombinierte Gabe von Taxol und Gemzar – theoretisch – ein doppelter Angriff auf das Zellwachstum des Krebses: Sie verhindert zum einen die Produktion von DNA als Träger genetischer Information und zum anderen die Trennung der Chromosomen während der Zellteilung.

Trotz dieser logisch und theoretisch überzeugenden Überlegungen: Die Erfahrung zeigt, dass es in der Praxis manchmal anders läuft. Die Kombination zweier Zytostatika mag im Labor in der Petrischale gut funktionieren, vielleicht auch in Studien mit Mäusen. Doch bei dem Tumor eines menschlichen Patienten kann die Sache anders aussehen als im Lehrbuch beschrieben, weil oft noch andere Faktoren eine Rolle spielen, die man im Labor nicht abschätzen kann. Das erleben wir relativ häufig. Und bei meinem Krebs, dem Angiosarkom, waren die Erfolgsaussichten noch geringer, eigentlich nur rechnerisch vorhanden. Gesichert waren jedoch die Nebenwirkungen dieser chemischen Kombination: Übelkeit, Durchfall, schlechtes Blutbild, Haarausfall. Die üblichen Effekte eben.

Alle diese Nebenwirkungen traten bei mir auf, in unterschiedlicher Intensität. Schlimmer waren jedoch die weniger vorhersehbaren Auswirkungen. Zu den selteneren, gleichwohl gravierenden Folgen zählt, dass Taxol eine periphere Neuropathie verursachen kann, das heißt eine teilweise Schädigung der Nerven, die unsere Empfindungen von den Gliedmaßen und der Haut – der Peripherie eben – zum Gehirn leiten. Der Begriff «periphere Neuropathie» hört sich simpel an, technisch, harmlos. Ich habe ihn selbst etliche Male gegenüber meinen Patienten gebraucht. Worum aber handelt es sich bei dieser Nervenschädigung? Auch heute wissen wir noch nicht genau, warum Taxol sie verursachen kann, aber die Symptome lassen sich benennen: Gefühllosigkeit in der Haut gegenüber Berührung, besonders in den Händen und Füßen, Kribbeln, erhöhtes Kälteempfinden. Diese Begriffe sind korrekt, beschreiben allerdings längst nicht, was das für den Patienten wirklich bedeutet, was er tatsächlich empfindet. Für mich fühlte es sich so an, als ob ich in Schuhen über Eierkartons oder Isolierschaum liefe. Ich wusste, dass ich beim Gehen den Boden berührte, aber ich wusste nicht genau, wann. Alles fühlte sich gedämpft an, verzögert. Mein Gang war unsicher, weil mir nicht klar war, wann ich die Bewegung beschleunigen und wann verlangsamen sollte. Alles, was normalerweise automatisch und wie von selbst abläuft, stellte jetzt ein richtiges Problem dar.

Genau wie mit den Füßen verhielt es sich mit den Händen. Ich konnte im Auto das Lenkrad drehen, aber blind auf der Computertastatur tippen oder beim Klavierspielen die Lautstärke der einzelnen Töne durch den Druck meiner Finger bestimmen – das ging nicht mehr. Ein Hemd zuzuknöpfen, dauerte ewig. Etwas aus dem Kühlschrank zu nehmen, war sehr schmerzhaft. Wenn ich meiner fünf Jahre alten Tochter über den Kopf strich, dann fühlte sich ihr Haar hölzern und irgendwie entfernt von meiner Hand an. Beim Eisessen tat mir der Mund weh.

Wie sollte das noch weitergehen, wenn ich bereits in der ersten Hälfte der Behandlung mit solchen Symptomen zu kämpfen hatte? Würden die Beschwerden auf diesem Niveau bleiben? Oder würden sie schlimmer werden? Gingen diese Missempfindungen irgendwann weg, oder bleiben sie für immer? Haarlos, mit ständiger Übelkeit kämpfend, verliert man im wahrsten Sinne des Wortes den Halt, den sicheren Grund unter den Füßen. Und das Schlimmste: Man weiß nicht einmal, ob es sich lohnt, ob es irgendeine günstige Veränderung des Tumors gibt und die Chancen auf ein längeres Leben, auf Überleben, steigen.

Wenn neue Medikamente getestet werden, in sorgfältig konzipierten und kontrollierten Studien, ordnen wir die Intensität der Nebenwirkungen in vier Kategorien ein, von «mild» bis «sehr heftig». Es ist wichtig, dass wir diese Kategorien haben, damit wir die Daten und Einschätzungen vieler verschiedener Patienten aus unterschiedlichen Studienorten in vielen verschiedenen Krankenhäusern und Krebszentren sammeln und vergleichen können. Ziel ist, sämtliche möglichen Nebenwirkungen in die Studienergebnisse einfließen zu lassen und sie gegen den Nutzen abzuwägen. Kurz gesagt: Rechtfertigen die physischen Kosten, die ein einzelner Patient aufbringt, den Nutzen, den man bei einer großen Gruppe von Patienten feststellen konnte? Die Studienergebnisse sind maßgebend für Ärzte und Institutionen, die über den Einsatz einer Therapie entscheiden müssen. Doch sie sagen nichts darüber aus, was der einzelne Patient tatsächlich erlebt und fühlt und wie sein Leben beeinträchtigt wird. Der Verlust des Fingerspitzengefühls bedeutet für einen Pianisten oder Neurochirurgen das Ende der Karriere. Für einen Lehrer wäre eine gewisse Taubheit in den Fingern sicher lästig, aber vielleicht hinnehmbar.

Die gravierendste Nebenwirkung von Gemzar trat bei mir nicht schleichend auf, wie etwa die taxolbedingte Neuropathie, sondern sie kam mit Wucht und ohne Vorwarnung. Ganz wörtlich verstanden, raubte sie mir den Atem. Zwei Monate nach Beginn der Chemotherapie schreckte ich nachts auf und konnte nicht mehr atmen. Niemals zuvor war ich wegen Atemnot erwacht. Keine Luft zu bekommen, ist ein furchtbares Gefühl. Man glaubt, zu ersticken. Angst und aufsteigende Panik verstärken die Symptome noch. Jeder Asthma- oder Herzkranke hat das schon erlebt.

Ich versuchte klar zu denken und mich auf mein Fachwissen zu konzentrieren. Durch mein Hirn ratterten die möglichen Ursachen und ihre Gefahren. Meine größte Sorge war, dass es sich um eine Thrombose handelte, weil zum Beispiel ein Blutgerinnsel von den Beinen in die Lunge geraten war. Lungenembolie. Das ist sehr gefährlich, häufig tödlich. Viele Krebspatienten haben ein erhöhtes Risiko, Thrombosen zu entwickeln, da Krebs die Reaktion der Blutplättchen oder der Blutgefäßwände verändern und so die Gefäße verstopfen kann. Doch ich hatte keinerlei Schmerzen oder Schwellungen am Bein gehabt, normalerweise ein typisches Zeichen für eine Thrombose oder ein Blutgerinnsel. Ebenso wenig hatte ich Brustschmerzen. Vielleicht hatte die Chemotherapie mein Herz geschwächt, sodass sich nun Flüssigkeit in der Lunge befand? In den Tagen zuvor hatte ich bemerkt, dass ich Schwierigkeiten hatte, die Treppe hochzugehen oder rascher zu laufen. Vielleicht war es «nur» eine Panikattacke? Ich hatte schließlich gute Gründe, panisch zu sein. Wer wäre es nicht, wenn sein Leben auf der Kippe stände? Allerdings war es unwahrscheinlich, sagte ich mir, dass eine Panikattacke im Schlaf entstand.

In dieser Nacht überzeugte ich mich selbst, dass es sich nicht um einen Notfall handelte. Vielleicht, weil ich so gut mit mir selbst, mit meinem Arzt-Ich debattieren konnte, aber wahrscheinlich eher, weil ich nicht mehrere Stunden in der Notaufnahme verbringen wollte. War es wirklich so weit mit mir gekommen, dass letztlich die Bequemlichkeit, der Wille, im warmen Bett zu bleiben, alle Alarmglocken zum Schweigen brachten und über meine ärztliche Vernunft siegten?

Ich hatte am Ende dann aber doch intuitiv richtig gelegen, denn am nächsten Tag stellte sich nach einer CT-Untersuchung und mehreren Lungenfunktionstests heraus, dass das Gemcitabin das Lungengewebe angegriffen hatte. Die Lungenbläschen, die Alveolen, in denen der Gasaustausch zwischen Luft und Blut stattfindet, waren entzündet. Die Entzündung verursachte eine Verdickung der Membranen, sodass der Sauerstoffaustausch in der Lunge beeinträchtigt war. Das war potenziell lebensbedrohlich. Es bedeutet, dass man innerlich ersticken kann, nicht etwa durch einen Mangel an Sauerstoff, sondern weil der Sauerstoff nicht in den Blutkreislauf gelangt. In meinem letzten Chemo-Zyklus vor der Operation setzten wir Gemcitabin ab. Meine Lungenfunktion und generell das Atmen verbesserten sich stetig. So war die Atemnot die Nebenwirkung eines Medikaments, das mein Leben vor dem Krebs retten sollte, es mir auf andere Weise aber beinahe genommen hätte.

Jahre später traf ich beim Fahrradfahren einen anderen Krebsüberlebenden, der ähnliche Symptome wie ich aufgrund der Medikation entwickelt hatte. Er allerdings musste intubiert und mehrere Tage auf der Intensivstation künstlich beatmet werden. Seine Lungenfunktion erreichte niemals wieder den früheren Zustand. Schon sein und mein Beispiel zeigen das unkalkulierbare Risiko, das mit manchen Formen der Chemotherapie verbunden ist. Das sollte dennoch niemanden davon abhalten, sie anzuwenden. Ich nahm diese Therapie selbst in Anspruch und habe sie auch meinen Patienten empfohlen. Trotz und alledem: Es handelt sich um ungemein wirksame, nützliche Medikamente, die die Behandlung und Heilung sehr vieler Krebspatienten überhaupt erst ermöglichen. Ich war bereit, den Preis dafür zu zahlen. Um mein Leben zu retten.

Die plötzliche Atemnot machte mir einen weiteren Aspekt meines Daseins als Krebspatient bewusst: Kein Symptom, keine Beschwerde, keine Veränderung sind jemals normal oder können irgendwie erklärt werden, ohne dass man den Krebs einbezieht. Als Arzt führe ich bei einem Patienten eine sogenannte Differenzialdiagnose durch, indem ich die Liste der möglichen Ursachen seiner Symptome durchgehe. Dieses Vorgehen wird jedem angehenden Mediziner beigebracht, quasi vom ersten Tag im Studium bis zu seiner Ausbildung im Krankenhaus. Die Liste durchzugehen, behielt ich all die Jahre bei, sie hilft, aufmerksam zu bleiben und nichts zu übersehen. Als gesunder Fünfundvierzigjähriger hätte ich bei Atemnot mitten in der Nacht vielleicht eher an ein zu schweres Abendessen gedacht, eventuell an eine Allergie oder die ersten Anzeichen einer Erkältung, also eher etwas Harmloses.

Ein Krebspatient jedoch kann kein Symptom als «normal» oder «harmlos» einstufen. Es könnte sich immer um eine Komplikation handeln, die den Abbruch der Behandlung nach sich zieht, oder gar um einen Vorboten des Endes. Und das gilt für jedes Symptom, jede Veränderung. Ein neuer Ausschlag könnte die lebensbedrohliche Reaktion auf ein Medikament sein. Oder ein Zeichen, dass der Krebs in die Haut gestreut hat, was manche Arten tun. Fieber? Kann durch Metastasen in der Leber ausgelöst werden oder durch eine bakterielle Infektion – oder es ist vielleicht wirklich nur eine milde Reaktion auf die Behandlung. Kopfschmerzen sind eben Kopfschmerzen. Es sei denn, sie sind das Zeichen dafür, dass der Krebs in die Gehirnhäute gestreut hat oder in die Schädeldecke. Es ist unendlich wichtig, dass sich die Krebstherapeuten bewusst machen, was Symptome aus der Perspektive des Erkrankten bedeuten: Sie können die Wahrscheinlichkeit einer Komplikation nicht einschätzen, und sogar Patienten mit medizinischem Wissen, so wie ich, bringen ein neues Symptom immer mit dem Krebs oder der Behandlung in Verbindung. Ständig schwebt also ein Damoklesschwert über den Patienten, es führt zu ständiger Introspektion (was bedeutet das Ziehen im Rücken? Wieso kribbeln meine Zehen?), die psychisch unheimlich belastend ist und die Ablenkung oder die Konzentration auf andere Dinge erschwert. Patientsein ist ein 24-Stunden-Job.

Was ich in jener Nacht in meinem Bett erlebte, ist das, was jedem Krebspatienten so zu schaffen macht: Oft treten als Erstes die Nebenwirkungen der Behandlung auf, die Schwierigkeiten und die Schmerzen – manchmal lange, bevor es überhaupt eine messbare Verkleinerung des Tumors gibt und man sich eine reelle Chance ausrechnen kann, zu überleben. In solchen Momenten müssen die Patienten auf ihre Ärzte vertrauen, auf ihre Betreuer, sie sind ihre Hoffnung. Die Betroffenen suchen nach positiven Signalen, nach Ermutigung. Nach irgendeinem Zeichen, dass diese Qualen und Entbehrungen sich lohnen. Aber letztlich, auch wenn wir uns so sehr nach Gewissheit sehnen, Ärzte wie Patienten: Keiner weiß es wirklich, keiner kann vorhersagen, was kommen wird.

Kortison war eine weitere Zutat meines Medikamentencocktails. Es ist äußerst wirksam, es kann Entzündungen und allergische Reaktionen unterdrücken, aber es beeinflusst auch den Blutzuckerspiegel, den Appetit und den Schlaf. In der Bodybuilderszene gibt es einen sehr treffenden Begriff, um eine weitere Nebenwirkung von Kortison, das zur Gruppe der steroidalen Hormone gehört, zu beschreiben: «roid rage». Er setzt sich zusammen aus der Kurzform von «Steroid» und dem englischen Wort für Wut. Gemeint ist damit das unbeherrschte Ausflippen von Athleten, die regelmäßig Anabolika zu sich nehmen.

Kortison wird normalerweise in unserem Körper in genau regulierten Mengen in der Rinde, lateinisch Cortex, der Nebennieren produziert. Übermäßige Produktion oder Konsum können sich allerdings nicht nur auf das körperliche Erscheinungsbild auswirken, wofür es einige Bodybuilder nehmen, sondern eben auch auf die geistige Verfassung und das soziale Verhalten. Weder war ich jemals Bodybuilder, noch habe ich illegal Kortison oder Anabolika zu mir genommen. Aber wie bei so vielen anderen Krebspatienten sollte es bei meiner ersten Krebsbehandlung dabei helfen, eine mögliche allergische Reaktion auf Taxol, einen Bestandteil der Chemotherapie, zu minimieren. Und das tat es auch. Aber es gab weitere Effekte, von Beginn an.

In der Nacht vor meiner ersten Chemotherapie arbeitete ich noch einmal in einem Bostoner Vorstadtkrankenhaus auf der Intensivstation. Es war meine letzte wöchentliche Nachtschicht dort nach zehn Jahren. Ich hatte diesen Zusatzjob angenommen, weil mein Gehalt als akademischer Forscher und Mediziner nicht ausreichte, um die wachsende Familie zu unterhalten, vor allem als Helle noch Jura studierte und unsere ältesten Kinder noch sehr klein waren. Doch abgesehen von dem Extraeinkommen genoss ich tatsächlich auch die Herausforderung, in der Praxis auf mich selbst gestellt zu sein und das anzuwenden, was ich gelernt hatte. Ich war in diesen Nächten für die kränksten Patienten zuständig, eine verantwortungsvolle Aufgabe. Diese letzte Schicht hätte ich auch absagen können, doch angesichts meiner ungewissen Zukunft benötigte ich jedes Zusatzeinkommen noch dringender als zuvor. Als Vorbereitung auf meine Chemotherapie musste ich zwölf Stunden vorher Kortison einnehmen, genau um zwanzig Uhr – was ich auch tat. Diese Nachtschicht werde ich nie vergessen: weil es die letzte war, weil ich so viel zu tun hatte und weil ich total überdreht war, um nicht zu sagen manisch. Ich schlief nicht eine Minute, auch nicht, als gegen zwei Uhr der Stress auf der Station ein bisschen nachließ. Ich war wach, superwach. Ich begann, an jedes Mitglied meines Forschungsteams eine Mail mit genauen Anweisungen für die nächsten Experimente zu verfassen, welche Aufgaben zu erledigen wären und worauf das Augenmerk gerichtet werden sollte. Normalerweise mache ich so etwas nicht, meine Forschungskolleginnen und -kollegen sind selbst in der Lage, diese Dinge zu entscheiden, und wissen, worauf es ankommt.

Danach ging ich wieder auf die Intensivstation, überprüfte Laborwerte, kümmerte mich um die Einstellung der Beatmungsmaschinen, lief die Flure auf und ab und war bis sechs Uhr dauernd in Aktion, obwohl es gar keine akuten Notfälle mehr gab. Ich spürte keinerlei Müdigkeit, keine Erschöpfung, obwohl ich nun schon seit fünfundzwanzig Stunden nonstop auf den Beinen war. Ich war energiegeladen und hatte einen Bärenhunger. Das mag für manche vielleicht sogar nach einem erstrebenswerten Zustand klingen: leistungsfähig, wach zu sein, durcharbeiten zu können, ohne Pausen einlegen zu müssen. Doch die Nachteile für den Organismus und die Psyche sind immens, das Loch, in das man im Anschluss fällt, ist tief: Rastlosigkeit, Gereiztheit, dazu langfristig Bluthochdruck, Muskelschwäche, Gewichtszunahme und Schlaflosigkeit.

Immer wenn ich mich an diese und viele weitere schlaflose Kortisonnächte erinnere, denke ich auch daran, wie oft ich selbst meinen Patienten Kortison verschrieben habe, etwa bei Arthritis, entzündlichen Darmerkrankungen oder eben Krebs. Ja, ich kannte die Beschreibung der Nebenwirkungen aus dem Lehrbuch, aber die absolut irrsinnigen Effekte der Kortisoneinnahme selbst zu erleben, vermittelte mir einen völlig neuen Blick auf dieses oft als Droge verwendete Medikament. Diese Erfahrung verdeutlichte mir – wieder einmal – den Unterschied zwischen Theorie und Praxis. Den enormen Unterschied zwischen dem Erlernten und dem selbst Erlebten. Natürlich würde ich bei Bedarf jederzeit wieder Kortison nehmen, und ich verschreibe es auch weiter, vor allem, um allergische Reaktionen abzuwenden, aber ich kann mich nun ganz anders in meine Patienten hineinversetzen, kann ihnen mehr Verständnis entgegenbringen, sie besser auffangen. Es hilft auch, meinen Patienten zu vermitteln, dass ich ihre Erfahrungen teile und weiß, wie schwer es ist. Das Gefühl, nicht allein zu sein, sondern echtes Verständnis zu spüren, lindert zwar nicht die Nebenwirkungen. Aber es verringert, zumindest für einen Moment, die Einsamkeit.

# VERSTECKSPIEL

Oberflächlich betrachtet, schien die Behandlung meines Krebsrückfalls beim zweiten Mal, acht Jahre später, sehr ähnlich wie beim ersten Mal zu sein. Doch im Detail war der Unterschied immens. Zwischen 2013 und 2020, als der Krebs auf der linken Gesichtshälfte zurückkehrte, waren wir Onkologen, Ärzte, Patienten – unsere Gesellschaft – Zeugen einer echten Revolution in der Krebstherapie, nämlich der Entwicklung der Immuntherapie. Diese Therapie greift nicht, so wie die Chemotherapie, die Krebszellen direkt an, sondern aktiviert auf spezielle Art das Immunsystem, das häufig durch den Krebs gelähmt wird. Unser Immunsystem ist darauf angelegt, «Fremdes» zu erkennen und auszuschalten. Das heißt, es kann externe Organismen wie Viren, Bakterien oder Parasiten bekämpfen. Viele Krebsgeschwüre beherbergen Mutationen in der DNA der entarteten Zellen, die veränderte Proteine produzieren. Das Immunsystem sollte diese eigentlich auch als «fremd» erkennen und entfernen. Warum schaffen es aber die Tumoren mit solchen Mutationen häufig, die Wachsamkeit des Immunsystems zu unterlaufen? Weil die Krebszellen in der Lage sind, einen Botenstoff auszusenden, der das Immunsystem davon abhält, sie zu attackieren. Es ist, als ob der Krebs eine Tarnkappe über sich stülpt, um sich vor dem Immunsystem, speziell den T-Lymphozyten, zu verstecken.

Neuartige Therapien können diese Tarneigenschaft der Krebszellen aufheben, sodass das Immunsystem wieder in der Lage ist, seine Aufgabe zu erfüllen und die Zellen zu vernichten. Man spricht hier von Checkpoint-Hemmern oder -Inhibitoren, die speziell die Lähmung der Immunabwehr durch die Krebszellen aufheben können. Das ermöglicht dem körpereigenen Immunsystem wieder, «fremdes» Protein zu erkennen. Je mehr Mutationen ein Krebs beherbergt, je mehr neue Proteine produziert werden, je «fremder» also die neuen Zellen aussehen, desto wirksamer kann theoretisch die Reaktion des reaktivierten Immunsystems und spezieller T-Lymphozyten ausfallen.

Sehr wichtige Beiträge zu dieser Entdeckung und der darauf basierenden Immuntherapie stammen von Gordon Freeman, der am Dana-Farber-Krebsinstitut arbeitete – also genau da, wo ich auch behandelt wurde –, und weiteren Forschern an der Harvard Medical School.

Zunächst wurde diese neue Art der Behandlung bei Melanom-Patienten angewendet, weil man schon im 19. Jahrhundert entdeckt hatte, dass manche Melanome an ihrem Entstehungsort in der Haut spontan verschwanden, sogar wenn Metastasen in anderen Organen wuchsen. Die Onkologen folgerten, dass letztlich das Immunsystem der Patienten diesen Effekt ausgelöst hatte, und zwar durch sogenannte zytotoxische T-Lymphozyten. Sie konnten die Melanomzellen als «fremd» erkennen und angreifen.

Seit ihren Anfängen hat sich die Immuntherapie weiterentwickelt und die Behandlung vieler Krebsarten in kürzester Zeit grundlegend revolutioniert. Ihre Bedeutung unterstreicht die Verleihung des Medizin-Nobelpreises 2018 an die beiden Immunologen Tasuku Honjo aus Japan und James Allison aus den USA, die zwei Proteine entdeckten, die wie Bremsklötze das Immunsystem davon abhalten, Krebszellen zu attackieren. Insgesamt wurden in den letzten zehn Jahren zahlreiche verschiedene Medikamente entwickelt, die diese beiden Proteine blockieren. Sie können gegen immer mehr Krebsarten eingesetzt werden, und zwar sowohl bei fortgeschrittener Krankheit als auch prophylaktisch, um das Wiederauftreten eines Krebses zu verhindern. Dieser Durchbruch bei der Bekämpfung von Krebs hat dazu geführt, dass viele Patienten, deren Erkrankung früher als unheilbar galt, nun zu den Langzeitüberlebenden gehören. Damit hat das Wort «Hoffnung» in Bezug auf Krebstherapie eine vollkommen neue Bedeutung gewonnen.

Als mein Angiosarkom zurückkam, bot mir mein behandelnder Onkologe Jeff Morgan an, an einer klinischen Studie teilzunehmen, die nur an unserem Krebszentrum durchgeführt wurde. Ich hatte selbst unzählige Patienten während ihrer Teilnahme an einer Studie behandelt und war sofort bereit und dankbar, jetzt auch selbst zum Studienobjekt zu werden. Es ging darum, eins der Medikamente, die bei Immuntherapien benutzt wurden, Pembrolizumab, Handelsname Keytruda, mit einem etablierten Zytostatikum zu kombinieren, Eribulin, Handelsname Halaven. Ende 2020 wurde Pembrolizumab in den USA nicht nur gegen Melanome, sondern auch bereits gegen Lungen-, Lymphdrüsen-, Brustkrebs und etliche andere Krebsarten eingesetzt. Die Liste der Zulassungen wurde und wird jedes Jahr länger, da man immer mehr Krebsarten entdeckt, die auf Immuntherapie ansprechen. Parallel werden weitere Wirkstoffe mit ähnlichen Mechanismen an verschiedenen Krebsarten in klinischen Studien erprobt. Zu Beginn meiner Laufbahn als Onkologe hatte ich die Einführung der sogenannten zielgerichteten Therapie hautnah miterlebt. Die Immuntherapie jedoch ist ein noch viel tiefgreifenderer Fortschritt in der Therapie. Es handelt sich wirklich um einen Paradigmenwechsel. Ich habe selbst den absolut erstaunlichen Effekt dieser Behandlung bei meinen Patienten mit Leberkrebs beobachten können, bei denen die traditionellen Anwendungen nicht mehr wirkten: Ihr Krebs verkleinerte sich durch eine Immuntherapie oder verschwand sogar völlig.

Wegen der geringen Zahl an Patienten mit Angiosarkom können wir vielleicht letztlich nie ganz beweisen, dass die Immuntherapie auch bei ihnen funktioniert. «Mein» Angiosarkom produzierte jedenfalls eine rekordverdächtige Zahl an genetischen Mutationen, Millionen von Abweichungen im Erbgut, verglichen mit meinen «normalen» Körperzellen. Entsprechend viele neue, «fremdartige» Proteine würde der Krebs produzieren, auf die mein Immunsystem antworten müsste – und dadurch könnte dann bei mir, so die Hoffnung, die Immuntherapie besonders gut wirken.

Was ich gerade am Rande erwähnt habe, die ungeheure Menge an Genmutationen in meinem Krebs, ist ein Indiz für einen weiteren Fortschritt in der Medizin, der nur bedingt mit neuen Medikamenten zu tun hat: die Möglichkeit, die gesamte Erbinformation, das Genom, der Krebszellen zu entschlüsseln. Krebs entsteht oft aufgrund von Fehlern im genetischen Erbgut der Zellen, und weitere Mutationen kommen dann im Verlauf des Krebswachstums noch dazu. Die Veränderung kann dazu führen, dass die Krebszelle nun auf andere Signale antwortet und dadurch ungehemmt wachsen kann. Oder eben dazu, dass die DNA nach vielfachen Fehlern nicht mehr repariert werden kann.

Schon lange bevor die Entschlüsselung des menschlichen Gencodes im Jahr 2001 veröffentlicht wurde, wussten wir, dass individuelle Gene und Genmutationen zur Entstehung von Krebs beitragen können. Dazu gehören Gene, die die Patienten von ihren Eltern erben, sogenannte Keimzellenmutationen. Sie erhöhen das Risiko eines Familienmitglieds, an Krebs zu erkranken. Und es gibt Gene, die im Tumorgewebe selbst mutieren und dadurch Krebs verursachen, Mutationen in sogenannten Onkogenen oder tumorsuppressiven Genen. Mit speziellen Tests kann man eine Veränderung eines speziellen Gens entdecken. Die Revolution der Technologien zur Genomentschlüsselung in Verbindung mit rechnergestützten Algorithmen und Analysemethoden ermöglicht es heute relativ schnell, sämtliche Mutationen im Krebsgewebe zu identifizieren. Damit lassen sich Prognosen erstellen und individuelle Behandlungen je nach Krebsart und Genmutation entwickeln, weshalb man diesen Prozess oft als Präzisionsmedizin beschreibt. Diese Fortschritte hin zu einer genaueren Diagnose ermöglichen eine wesentlich differenziertere Behandlung der Patienten und in der Folge mehr Chancen auf Überleben und Heilung. Damit könnten wir in Zukunft die Krebsdiagnose nicht nur einem Organ zuordnen, sondern auch einer bestimmten Kombination an genetischen Mutationen.

Ich bin sehr froh, dass ich diese Option der detaillierten Tumoranalyse wahrnehmen konnte. Für viele Patienten steht diese komplexe Gendiagnose jedoch immer noch nicht routinemäßig zur Verfügung, da sie extrem teuer ist und außerdem eine besondere technische Ausstattung des Krebszentrums sowie umfangreiches Wissen der Ärzte im Hinblick auf die Datenanalyse und ihre Interpretation erfordert. Ich hatte großes Glück – wieder einmal –, dass ich Zugang dazu hatte, weil ich selbst Teil dieser Forschungsgemeinschaft an unserem Krebszentrum bin.

Wie jede Krebstherapie ist allerdings auch die Immuntherapie mit Nebenwirkungen verbunden. Das Immunsystem kann, einmal aktiviert, möglicherweise nicht entscheiden, ob es nur die Krebszellen oder auch die anderen Organe im Körper des Patienten angreifen soll. Eventuell werden sogar bestimmte Gruppen von Immunzellen aufgeweckt, die weitaus länger aktiv bleiben, als die Nebenwirkungen einer traditionellen Chemotherapie Bestand haben. Dieses Phänomen kann zu neuen Autoimmunreaktionen, also Reaktionen gegen den eigenen Körper, führen, die die Organe schädigen, ihre Funktionen beeinträchtigen und damit medizinische Notfälle auslösen. Dann kommt die weitere Behandlung nicht mehr infrage, oder man muss sogar hoch dosiertes Kortison einsetzen, um die überschießende Immunreaktion zu stoppen. Im schlimmsten Fall können die Nebenwirkungen sogar zum Tod führen.

Fast jeder Patient, der mit Checkpoint-Inhibitoren behandelt wird, zeigt zumindest einige Anzeichen für diese Immunreaktionen. Bei mir wurde zuerst die Schilddrüse in Mitleidenschaft gezogen: Sie stellte schließlich die Arbeit ein. Es mag für Außenstehende nicht leicht nachvollziehbar sein, aber diese Tatsache traf mich schwer. Rein medizinisch gesehen ist das keine große Sache, zumindest nicht im Vergleich mit den sonstigen Nachwirkungen, mit denen ich im Zuge meiner Erkrankungen konfrontiert war. Glücklicherweise kann eine Tablette jeden Morgen die Aufgabe der Schilddrüse übernehmen. Aber vielleicht war es der berühmte Tropfen, der das Fass zum Überlaufen brachte und meine Resilienz auf besondere Weise herausforderte: noch ein Organ, noch eine weitere körperliche Funktion, die nicht mehr normal war. Als ich mich bei meiner Frau Helle beklagte, rückte sie die Situation ins rechte Licht: «Du hast zwei Krebsoperationen überlebt, und nun ist eine weitere Tablette am Tag dein Problem?» Sie hatte natürlich recht. Aber nicht immer kann man die eigene Gefühlslage nüchtern und rational erklären.

Vielleicht lag mein Unbehagen aber auch daran, dass die Immuntherapie auf andere Weise meinen Alltag immens beeinträchtigte: Ständig hatte ich mit Entzündungen im Mundraum zu kämpfen, da die Immunzellen die Mundschleimhaut angriffen. An manchen Tagen konnte ich kaum kauen, geschweige denn scharfe oder saure Speisen verzehren, nicht einmal den Minzgeschmack der Zahnpasta aushalten. Jeder, der auch nur mal eine offene Stelle im Mund hatte, kann sich vorstellen, wie unangenehm das war.

Mir half in dieser Situation – und überhaupt im Umgang mit den Nebenwirkungen –, mir immer wieder vor Augen zu führen, dass viele meiner Patienten wesentlich schlimmere Komplikationen erlebten und dass ebendiese Begleiterscheinungen auch Zeichen einer sonst erstaunlich erfolgreichen Behandlung waren. Einer Behandlung, die mir letztlich das Leben rettete.

# EIN BEHANDLUNGSTAG

Chemotherapie: Dieses Wort lässt wahrscheinlich kaum einen Menschen unberührt und ruft eine Reihe bedrohlicher Gedanken hervor, ob man nun selbst davon betroffen ist oder nicht. Wie ein Schreckgespenst baut es sich vor einem auf. Beinahe unweigerlich erscheinen die Bilder kahlköpfiger Patienten vor dem inneren Auge, man denkt an die Schwäche und die Übelkeit, die oft damit einhergehen und von denen man schon so viel gehört hat.

Google verzeichnet unter den häufigsten Fragen zum Thema: «Wann ist Chemotherapie am schlimmsten?», «Warum ist Chemo so schlimm?» und auch: «Was macht die Chemo erträglicher?». Es ist unschwer daraus abzulesen, was die Menschen in diesem Zusammenhang beschäftigt. Viele Assoziationen mit der Therapie sind furchtbar. Furchtbar und angstbehaftet. Als Arzt war mir natürlich sehr genau bekannt, womit ich zu rechnen hatte. Doch auch hier war das eigene Erleben etwas anderes, und auch hier hatte ich als Erstes komplett unterschätzt, wie viel Zeit die Chemotherapie in Anspruch nimmt: Jeder Patient, der sich einer Chemo- oder einer Immuntherapie unterziehen muss, wird in ein strenges Zeitkorsett gepresst. Mit dem Behandlungsplan – also der Festlegung, in welchen Abständen welche Dosis eines bestimmten Medikaments über welchen Zeitraum verabreicht wird – versucht man, so effektiv wie möglich gegen den Krebs vorzugehen und gleichzeitig die Nebenwirkungen im Griff zu behalten oder zumindest die gefährlichsten zu minimieren, am liebsten ganz zu vermeiden. Die Befürchtungen der Menschen sind nicht unbegründet: Wie schon gesagt, vor allem die klassischen Zytostatika wirken auf alle Zellen und alle Organe im Körper. Manchmal sind die Auswirkungen der Chemotherapie so heftig, dass die Patienten stationär ins Krankenhaus aufgenommen und dort betreut werden müssen. Das ist zum Beispiel bei akuter Leukämie der Fall.

In den letzten Jahren jedoch gab es beeindruckende Fortschritte und Verbesserungen bei der Versorgung von Krebskranken, sodass viele Patienten jetzt ihre Behandlungen ambulant in Krebszentren oder spezialisierten Arztpraxen erhalten können. Geschulte Teams führen diese Therapien durch und überwachen währenddessen die individuellen Blutwerte und Körperfunktionen, um maximale Sicherheit zu gewährleisten. Die ambulante Versorgung gewährt den Patienten deutlich größere Flexibilität und Freiheit. Dennoch müssen sie diesen Plan genauestens einhalten, was zeitraubend ist – alle anderen Termine und Vorhaben müssen dahinter zurückstehen. Das liegt vor allem daran, dass viele Zytostatika sehr langsam über eine Infusion verabreicht werden, um das Risiko von Nebenwirkungen zu minimieren oder um eine mögliche allergische Reaktion früh genug zu erkennen. Das heißt, dass Behandlungstage normalerweise genau das sind: Tage, an denen sich alles um die Behandlung dreht.

Was bedeutet das konkret? Normalerweise beginnt ein Behandlungstag mit dem üblichen Prozedere bei der Anmeldung. Es folgt ein Besuch im Labor, wo Blut abgenommen und untersucht wird, um sicherzugehen, dass Knochenmark, Leber und Nieren die Zytostatika verstoffwechseln können und ganz allgemein die Therapie aushalten. Das ist schon mal der erste Zeitpunkt, an dem man an diesem sowieso mit Angst beladenen Tag nervös wird. Ist alles in Ordnung, bin ich gesund genug, um die Behandlung zu überstehen? Wie geht es meinem Immunsystem? Können die Mediziner irgendwie herausbekommen, dass ich letzte Woche ein Bier getrunken habe, obwohl ich das zwischen zwei Behandlungen nicht tun sollte? Diese Angst und diese Sorgen sind im Wartezimmer deutlich spürbar, wo die Patienten vor der Blutabnahme sitzen, egal ob es sich um die Vorbereitung für die normale Infusion handelt oder den halbjährlichen oder jährlichen Checkup-Termin. Meine Chemotherapie fand während der ersten Erkrankung genau dort statt, wo ich meine Patienten behandelt hatte, also saß ich oft zwischen ihnen im Warteraum. Körperlich und emotional war es etwas völlig anderes, nun selbst zu erfahren, was meine Patienten erleben. Das Leitmotiv unseres Teams, «immer an der Seite der Patienten sein», erhielt eine vollkommen neue Bedeutung, als ich nach der Blutabnahme mit den Patienten Schulter an Schulter saß und jeder in nervöser Spannung die Ergebnisse der Untersuchung erwartete. An einem dieser Vormittage wendete sich eine meiner Patientinnen zu mir, Lucy, und wünschte mir von Herzen, dass ich bald wieder gesund würde. Sie und ihre ganze Familie beteten für mich. Diese Frau litt an einem fortgeschrittenen Bauchspeicheldrüsenkrebs, der bereits Metastasen in anderen Organen gebildet hatte. Sie hatte keinerlei Chance, die Krankheit zu überleben. Dennoch war sie großmütig und selbstlos, dachte in ihrer traurigen Situation an mich und versuchte, mich aufzumuntern. Mir brach schier das Herz.

Und dennoch: Gerade am Beginn eines langen Behandlungstages ist jede noch so kleine Bemerkung, jede freundliche Zuwendung für den Patienten bedeutungsvoll. Es verwundert nicht, dass die Pflegekräfte, die zu Beginn das Blut abnehmen, einen entscheidenden Einfluss auf die Stimmung haben. Sie setzen den Ton für den ganzen Tag. Immer wieder traf ich auf mitdenkende, mitfühlende und geduldige Krankenschwestern und -pfleger, denen bewusst war, dass ich einen harten Tag durchzustehen hatte. Sie verwickelten mich in Gespräche über den Verkehr, das Wetter, die Familie und lenkten mich damit ab, um mir die Situation zu erleichtern. Ich war für jede dieser positiven Begegnungen sehr dankbar, und ich vermisste es, wenn die Zeit diese kurzen Interaktionen nicht zuließ. Wie wichtig ausgeruhtes Pflegepersonal ist, das nicht gehetzt, überarbeitet und ausgebrannt ist, erfuhr ich hier am eigenen Leib.

Nach der Blutabnahme geht es auf die Waage: eine sehr wichtige Sache, weil Gewicht und Körpergröße die Dosierung der meisten Zytostatika beeinflussen und das Gewicht während der Behandlungszyklen schwanken kann.

Neben dem Gewicht werden weitere Vitalfunktionen gemessen. Blutdruck und Puls zeigen sicherlich Angst und Nervosität an, können aber auch auf Komplikationen, etwa Herz- oder Lungenprobleme, hindeuten, ebenso wie ein ungünstiger Sauerstoffgehalt des Bluts. Außerdem fragen die onkologischen Pflegekräfte nach Schmerzen und ihrer Intensität. Habe ich überhaupt welche, wenn ja, wo sind sie, wie häufig treten sie auf, und wie stark sind sie? Das Messen dieser Vitalfunktionen geht schnell, aber auch diese Begegnung beeinflusste meine Stimmung immer sehr und wirkte sich darauf aus, wie ich den anschließenden Terminen entgegensah. Meist folgt als Nächstes das Gespräch mit dem Onkologen, an dem manchmal weitere Mitglieder des Behandlungsteams teilnahmen. Hier werden die Symptome im Detail besprochen, und der Patient wird körperlich untersucht. Viel Zeit benötigt es, die weitere Therapie unter Berücksichtigung der neuesten Testergebnisse festzulegen. Dieser Austausch, in dem der Fokus auf mich, den Patienten, und die Planung gerichtet ist, bedeutete mir sehr viel, bis heute. Ich saugte jedes Wort auf. Normalerweise war Helle dabei, ein Segen. So konnte sie zum Beispiel später meinem Gedächtnis auf die Sprünge helfen, wenn mir in der ganzen Anspannung etwas entfallen war, oder auch Missverständnisse korrigieren. Diese Termine machten mir immer wieder klar, wie wichtig die Begegnungen des Patienten mit seinem Team sind. Wenn es keine Komplikationen gibt, könnten für mich als Arzt diese Gespräche, diese Begegnungen mit meinen Patienten, oft reine Routine werden, sie tauchen gleichsam nur im Rückspiegel eines geschäftigen Klinikalltags auf. Doch für den Patienten, für den individuellen Menschen, ist jeder dieser Termine einzigartig, etwas Besonderes und unglaublich wichtig. Wenn ich heute mit meinen Studenten oder mit Assistenzärzten darüber spreche, berichte ich ihnen immer von meiner eigenen Erfahrung. Ich versuche, ihnen die Augen für die unterschiedlichen Perspektiven zu öffnen: Für uns als Mediziner, als Spezialisten, mag so ein Gespräch alltäglich erscheinen – für den Patienten sind es die wichtigsten zwanzig oder dreißig Minuten der ganzen Woche oder des Monats. Dessen müssen wir uns immer bewusst sein und uns entsprechend verhalten.

Wenn alle diese Vorbereitungen erledigt sind, beginnt die eigentliche Behandlung. Und sie dauert. Die Infusion einer Chemotherapie oder anderer Medikamente nimmt viel Zeit in Anspruch. Die Chemotherapie muss verordnet, vorbereitet, geprüft und noch mal geprüft werden. Das allein kann schon ein oder zwei Stunden dauern. Die Zytostatika, die ich während meiner ersten Erkrankung erhielt, wurden über einen Zeitraum von vier Stunden gegeben. Der Kranke muss also viel Geduld aufbringen. Doch das ist nur zu seinem Vorteil, denn die zusätzlichen Kontrollen dienen seiner Sicherheit: Es gibt im Vergleich zu früher, selbst im Vergleich zu meiner Ausbildung vor rund fünfundzwanzig Jahren, große Fortschritte in dieser Hinsicht.

Einige, vielleicht zunächst nebensächlich erscheinende Empfindungen im Zusammenhang mit der Chemotherapie, sind so intensiv, dass ich sie wohl niemals vergessen werde: die warme Decke, die man mir gab, bevor die Behandlung begann. Die Eiswürfel, die ich während der Infusion in den Mund nahm, um die Durchblutung der Mundschleimhaut zu verringern und damit das Risiko von Entzündungen zu mindern. Die Welle der Übelkeit, die mich innerhalb der ersten fünfzehn Minuten nach Beginn der Chemo überfiel, obwohl ich zuvor mehrere Medikamente eingenommen hatte, um genau das zu verhindern. Mit der Zeit wurde es so schlimm, dass mir an Behandlungstagen schon zu Hause übel wurde, sobald ich nur daran dachte. Wenn ich auf dem Weg zum Krebszentrum im Auto saß, verkrampfte sich meine Kehle und wurde ganz trocken, Wellen von Übelkeit stiegen in mir auf, lange bevor die Behandlung überhaupt begann. Viele Krebspatienten kennen das Phänomen, man nennt es «antizipatorische Übelkeit». Es unterstreicht, dass die Chemotherapie eine große, wenn nicht die größte Rolle für den Patienten spielt. Viele Betroffene empfinden eine Mischung aus Dankbarkeit und Horror, wenn sie an die Behandlung denken. Dankbarkeit, weil diese hoch entwickelte Therapie lebensrettend oder zumindest -verlängernd sein kann. Horror, weil sie mit sowohl akuten als auch langfristigen Nebenwirkungen einhergeht – ihr unvermeidbarer Preis.

Mein Glück war, dass ich weniger als fünfzehn Minuten entfernt von dem Krebszentrum wohnte, an dem ich meine Behandlung erhielt. Das war ein großer Vorteil, vor allem für die Heimfahrt hinterher. Auto zu fahren, wenn einem speiübel ist, wenn es überall kribbelt und man sich total zerschlagen fühlt, ist nicht einfach. Wenn ich daran denke, wie viele meiner Patienten von weit her kommen und ein oder sogar mehrere Stunden fahren müssen – sofern sie überhaupt ein eigenes Auto haben. Zu Letzteren gehörte zum Beispiel Stephen, siebzig Jahre alt, mit einem metastasierten Darmkrebs. Ich betreute ihn etliche Jahre vor meiner Erkrankung im Rahmen einer klinischen Studie. Er lebte im Norden von Maine, gut zehn Autostunden von unserer Klinik entfernt. Sein Behandlungsplan erforderte, dass er alle zwei Wochen zu uns kam, nach zwei Jahren war dann nur noch ein Besuch im Monat nötig. Er nahm regelmäßig einen Nachtbus, sodass er morgens rechtzeitig zur Behandlung eintraf. Stephen unterzog sich sowohl einer Chemotherapie als auch einer sogenannten zielgerichteten Therapie, die für einige Jahre das Wachstum der Metastasen in der Lunge hemmte. Ich mag mir kaum vorstellen, welche Tortur die Rückfahrt für ihn gewesen sein muss.

Glücklicherweise konnten wir ihm etwas Erleichterung verschaffen, indem wir für ihn Kontakt zu *Angel Flight* herstellten. Diese Organisation bringt Patienten wie Stephen mit Piloten zusammen, die sie ehrenamtlich zu ihren Terminen fliegen, damit sich die Reisedauer verkürzt und zumindest An- und Abreise deutlich angenehmer werden.

Aber nicht nur wegen des großen logistischen Aufwands, den Stephen auf sich nahm, ist er mir in Erinnerung geblieben, vielmehr beeindruckten mich seine Lebensfreude, sein Charme und sein Durchhaltevermögen. Während der Behandlung erzählte er mir von den Wintern an der kanadischen Grenze, dem kurzen Frühling, seiner Liebe zum Straußenfarn, von den Rehen im Garten und den langen Sommertagen. Die Erinnerung an Patienten wie ihn ermutigte mich und gab mir Kraft für meine eigenen Behandlungen. Vor allem auch im Umgang mit dem prototypischen Symptom der Krebstherapie, das hier schon öfter angeklungen ist: Übelkeit. Mir wurde immer schon schnell schlecht, sogar beim Segeln auf dem spiegelglatten Charles River, der Cambridge von Boston trennt. Aber das war nicht zu vergleichen mit der gnadenlosen und andauernden, allumfassenden und schwindelerregenden Übelkeit, die eine Chemotherapie begleiten kann. Ich litt an allen nur möglichen Erscheinungsformen, und jede einzelne machte mich fertig. Es ging schon los, wenn die Schwester meinen Portkatheter mit einer Salzlösung spülte, bevor sie mir Blut abnahm. Das Konservierungsmittel, das in dieser Salzlösung enthalten ist, erzeugte einen Schwefelgeschmack auf meiner Zunge. Die von der Chemotherapie hervorgerufene Übelkeit hält länger an und ist einschränkender, als man oft annimmt. Sie kann sich, je nach Behandlung, über Tage erstrecken. Dazu kommt die Übelkeit von anderen Behandlungsformen: ob es sich um Schmerzmittel, Narkose oder die Bestrahlung handelt – alles löst Übelkeit aus. Und die Übelkeit, die sich schon beim bloßen Gedanken an die erwartete Therapie entwickelt, die bereits erwähnte antizipatorische Übelkeit, kommt noch dazu.

Die Übelkeit ist so bestimmend, so krass, dass manche Patienten sogar mit den Speisen, die sie während der Behandlung zu sich nehmen, Übelkeit assoziieren – selbst später noch. Daher empfehlen einige Onkologen und Ernährungsberater, während der Chemotherapie auf Lieblingsgerichte zu verzichten, um sich ihren Genuss nicht auf ewig zu verderben. Ich kenne dieses Phänomen ebenfalls: Ich habe beispielsweise immer gern Gingerale getrunken, auch während der Behandlung, vielleicht weil ich glaubte, die Übelkeit damit wenigstens ein bisschen in Schach halten zu können. Doch wenn ich jetzt an dieses Getränk denke oder auch nur das Wort «Gingerale» auf der Tastatur tippe, wird mir schon schlecht. Gefühlsmäßig katapultiert es mich sofort in den Behandlungsraum zurück, und die Stelle, an der mein Port gesessen hat, pulsiert. Ähnlich geht es mir mit Tomaten – vor allem in Form von Ketchup –, deren Geschmack mich immer noch an nasse Pappe erinnert. Zum Glück blieb es nicht so, irgendwann kehrten mein Appetit und meine Freude am Essen insgesamt wieder zurück.

Ich habe für meine Chemotherapie nach kurzer Zeit einen Portkatheter, kurz Port genannt, erhalten. Damit lässt sich ein dauerhafter Zugang von außen zu einer größeren Vene, näher zum Herzen, herstellen. Der Port, ungefähr ein mal ein Zentimeter groß, wird direkt unter die Haut implantiert. Der Vorteil besteht darin, dass man darüber nicht nur unkompliziert Blutproben gewinnen, sondern vor allem auch die Infusion der Chemotherapie geben kann, ohne wieder in eine Vene stechen zu müssen. Viele Krebsmedikamente sind toxische, ätzende Chemikalien, vor allem das Gemcitabin kann wirklich wehtun und die Venen langfristig verätzen. In den kleineren Blutgefäßen können sich die Chemikalien nicht schnell genug mit Blut vermischen und so in der Gefäßwand schwere Schäden anrichten. Ich habe das während meiner ersten Behandlung erlebt: Die Blutgefäße an einer Infusionsstelle in meinem linken Unterarm verbrannten regelrecht. Der Schmerz war grausam, als hätte man mir eine kochende Flüssigkeit injiziert, und hielt noch Tage nach der Infusion an. Er ist zwar lokal begrenzt, aber sitzt tief im Körper und ist durch nichts zu lindern.

Nach zwei schmerzvollen Behandlungen fragte ich, besser gesagt, bettelte ich um einen Portkatheter. Ich verstehe alle Patienten, die einen Port ablehnen, weil sie ihn als weiteres stigmatisierendes Merkmal ihrer Krebserkrankung sehen, als Fremdkörper, der sie permanent an die Therapie erinnert. Für mich aber ist er eine wirklich großartige und hilfreiche Erfindung, die meinen Schmerz und mein Unbehagen linderte.

Oft fanden an den Infusionsterminen noch weitere Untersuchungen statt, und es wurde noch ein umfangreiches MRT gemacht. Ich erinnere mich gut, wie ich dann in der engen Röhre des Kernspintomografen lag, der einen Höllenlärm machte. Dicht vor meinem Gesicht saß eine Apparatur ähnlich einer Metallmaske, um die Magnetsignale zu verbessern und eine bessere Auflösung zu bekommen. Obwohl ich nicht klaustrophobisch veranlagt bin, musste ich in der Enge des Kernspinapparats meine Augen fest schließen, tief atmen und mir selbst gut zureden, um nicht in Panik zu verfallen.

Bildgebende Verfahren wie diese spielen eine große und immer wichtigere Rolle bei der Behandlungsplanung, -durchführung und Nachsorge. Sie sind nicht nur für die erste Diagnose wichtig, um das Ausmaß des Tumors und den eventuellen Befall anderer Organe zu bestimmen, sondern auch, um im Lauf der Behandlung zu ermitteln, wie weit der Tumor sich infolge der Behandlung verändert hat, ob seine Ausdehnung etwa zurückgegangen ist, ob sich Lymphknoten verändert haben. Bei mir umfassten diese Untersuchungen ein MRT des Gesichts und Computertomografien von Hals, Brust, Bauch und Becken. Der gesamte Körper in einem Durchlauf. Eine langwierige, unangenehme Prozedur, die vor allem in der Nachsorge oft einen halben Tag beanspruchte. Um sechs Uhr früh traf ich dann in der radiologischen Abteilung ein. Für das MRT brauchten wir jedes Mal fünfundvierzig Minuten, dann folgte die Computertomografie. Zuerst musste ich ein Kontrastmittel trinken, in kleinen Schlucken über sechzig Minuten. Es würde meinen Bauchraum und den Darm «erleuchten». Außerdem wurde mir intravenös ein weiteres Kontrastmittel verabreicht, das die Blutgefäße sichtbar machte und damit vor allem auch das oft gefäßreiche Tumorgewebe gut erfassen kann. Das Kontrastmittel ist jodhaltig. Jod ist ein sehr dichtes Element, das selbst in Flüssigkeiten noch auf einem CT zu sehen ist. Ich weiß tatsächlich nicht, warum, aber wenn das Kontrastmittel durch den Körper läuft, wird einem sehr warm. Das Gefühl breitete sich von meinem Steißbein schnell im ganzen Körper aus. Wenn es meine Kehle erreichte, kam es mir kurz so vor, als käme die Übelkeit der Chemotherapie wieder hoch. Zum Glück hielt das Gefühl nicht lange an. Ein paar tiefe Atemzüge, ein paarmal schlucken, ein nasser Waschlappen auf der Stirn, all das half, damit das Gefühl vorbeiging. Obwohl ich knapp davor war, musste ich mich nicht übergeben.

In den langen Therapiestunden meiner ersten Erkrankung kamen oft Kollegen vorbei, standen an meinem Bett und versuchten, mich abzulenken, besonders wenn Helle mich nicht zu den Terminen begleiten konnte. Es war einer der großen Vorteile, dass ich so offen und klar mit ihnen über meine Krankheit sprechen konnte. Selbst mein Chef besuchte mich trotz seines vollen Terminkalenders regelmäßig, setzte sich auf die Bettkante und hielt meine Hand, plauderte mit mir. Das Leben ging weiter, und es war gut, Witze zu machen, zu lachen und sich auf die Arbeit zu konzentrieren, während sich giftige Substanzen in meinem Körper breitmachten. Ich weiß, dass ein solcher Rückhalt, gerade aus dem Kollegium, nicht selbstverständlich ist, dass viele ihre Erkrankung verheimlichen: aus Scham, weil sie niemandem zur Last fallen wollen, weil sie die mitleidigen Blicke oder Nachteile bei der Rückkehr an ihren Arbeitsplatz fürchten. Ich hatte Glück, dass ich ohne Angst ganz offen über meine Erkrankung und die Behandlung reden konnte. Und ich fühle mit allen, die zusätzlich zu ihrer Erkrankung mit Unwissenheit, mangelndem Verständnis oder fehlender Empathie in ihrem Umfeld zu kämpfen haben.

An manchen Tagen begleitete mich eins meiner Kinder. Obwohl sie noch klein waren, machten wir aus den konkreten Umständen der Behandlung kein Geheimnis. Andere mögen das anders handhaben und haben auch gute Gründe dafür, aber wir waren der Ansicht, dass es ihre Sorgen möglicherweise noch verstärkt hätte, wenn die Vorstellung, was mit mir an diesen Tagen geschah, nur ihrer Fantasie überlassen worden wäre. So war eins nach dem anderen dabei, wenn mir Blut abgenommen wurde, es eine Besprechung mit den Ärzten gab, und natürlich während der langen Behandlungsstunden. Sie aßen ein bisschen von den Mahlzeiten, die ich bekam, und beobachteten, wie mein Port mit Kochsalz gespült wurde, weil die zugewandten Schwestern und Pfleger sie einbezogen. Sie konnten bei mir sein und Fragen stellen, und die Tatsache, dass Chemotherapie in meine Venen lief, wurde so wesentlich wirklicher und erfahrbarer für sie, um nicht zu sagen: normal. Wir konnten uns zu Hause beim Abendessen darüber unterhalten, über ihre Beobachtungen und Gedanken sprechen und eventuellen Ängsten die Schärfe nehmen. Meine Krankheit, ihre Behandlung und alle damit verbundenen Hochs und Tiefs waren schließlich auch Teil ihres Lebens.

Wenn weder Helle noch eines der Kinder bei mir sein konnten, sprang einer unserer Freunde ein, kam frühmorgens vorbei, brachte mich ins Krankenhaus und blieb bei mir während des ganzen Tages. Damit konnte noch ein zusätzliches Paar Ohren hören, was die Ärzte zur Entwicklung sagten. Aber das Entscheidende war, dass ich nicht allein war.

Die Kommunikation und Interaktion mit meinen Kollegen wurden noch wichtiger, als der Krebs zurückkam: Ich begann meine Therapie noch mitten in der ersten Phase der Corona-Pandemie, bevor ein Impfstoff erhältlich war. Das Krebszentrum sowie alle Krankenhäuser in der Stadt reduzierten drastisch die Anzahl der Personen, die die Behandlungsräumlichkeiten betreten durften. So oder ähnlich hielten es die Krankenhäuser fast überall auf der Welt. Jede Begleitperson musste im Voraus angemeldet und genehmigt werden. Das diente dem Schutz des Klinikpersonals, aber vor allem dem der anderen Patienten. Später ergaben Studien, dass Krebspatienten ein deutlich höheres Risiko für schwere Verläufe und Tod durch Covid-19 hatten als andere. In dieser Zeit war es deutlich einsamer während der Behandlungen, und ich empfand es als großen Luxus, dass ab und zu meine Kollegen und Freunde vorbeikamen, wenn sie ihre eigenen Patienten besuchten, und wir uns noch ein bisschen unterhalten konnten.

Mir fiel immer wieder auf, wie viele Krebspatienten unbegleitet zur Behandlung kamen, auch, als es noch keine Beschränkungen aufgrund der Pandemie gab. Sie waren allein, ohne Hilfe, ohne Beistand, konnten mit niemandem reden und mussten ihre Hin- und Rückfahrt ohne Unterstützung bewältigen. Bei einigen war das selbst gewählt, sie wollten nicht, dass jemand sie so sah oder sie jemandem zur Last fielen, wollten das lieber mit sich allein ausmachen. Bei anderen wiederum gab es diesen Zusammenhalt nicht, oder Familie und Freunde waren schlichtweg zu weit weg, um jedes Mal anzureisen. So war es auch bei Sarah, einer Frau in den Sechzigern mit metastasiertem Bauchspeicheldrüsenkrebs, die ich behandelt hatte, als ich selbst das erste Mal erkrankte. Sarah hatte nie jemanden dabei, ihre Familie lebte weit entfernt, und sie wollte ihre Freunde nicht mit ihren Ansprüchen belasten. Als ich mitbekam, dass sie einen öffentlichen Bus nahm, um zu ihrem Haus in Revere, rund fünfzehn Kilometer nördlich von Boston, zu gelangen, bot ich ihr an, eine bequemere Transportmöglichkeit für sie zu organisieren. Sie lehnte mit stolzer Gebärde ab und meinte, ich sollte diese Angebote den Patienten unterbreiten, die sie nötiger brauchten. Sarah war unerschütterlich. Trotz der sehr aggressiven Kombination von Medikamenten, die sie bekam, versuchte sie, ihr Leben weiterhin zu genießen. Sie traf sich mit Freunden, ging zum Abendessen aus, unternahm Ausflüge ins nahe gelegene Spielcasino. Der Krebs schränkte sie in vielerlei Hinsicht ein, ja, aber sie ließ sich nicht unterkriegen und klagte nie. Einer meiner Kollegen behandelte sie nach meiner Erkrankung weiter, und so erfuhr ich, dass sie alle Statistiken schlug und mit der Behandlung deutlich länger lebte als die meisten anderen Patienten mit einem Krebs in ihrem Stadium.

Während ich im Bett lag und die Zytostatika über Stunden durch den Port in meine Blutbahn liefen, waren es auch die Gedanken an Patienten wie Sarah, die meine Widerstandskraft stärkten, mir Zuversicht vermittelten und mir bewusst machten, wie viel Glück ich hatte.

# ARBEITSUNFÄHIG

Es belastete mich, dass ich während meiner eigenen Behandlung meine Patienten nicht selbst betreuen und behandeln konnte. Arzt zu sein, Lehrer, Forscher – das ist nicht nur mein Beruf, sondern auch ein wichtiger Teil meines Lebens, meiner Identität als Mitglied der Gemeinschaft, in der ich mich bewege. Es war sehr schnell klar, dass der Kontakt zu meinen Patienten unterbleiben musste, allein schon wegen der Infektionsgefahr, die bei meinem durch die Chemotherapie geschwächten Immunsystem sehr hoch war. Abgesehen davon konnte ich den Patienten auch keine wirkliche emotionale und psychische Unterstützung bieten, wenn ich mich selbst schwach, verletzlich und unsicher fühlte.

Innerhalb weniger Stunden nach meiner Diagnose hatte meine geschätzte und langjährige Sekretariatsleiterin, die ich schon seit meiner onkologischen Ausbildung kannte, alle meine Patienten auf meine Kollegen verteilt. Jeder in unserer Abteilung für gastrointestinale Onkologie am Dana-Farber-Krebszentrum sprang ein, um meinen Patienten und damit auch mir zu helfen. Denn meine Kollegen kannten mich und wussten so gut wie ich: Wenn ich meine Patienten in guten Händen und bestens versorgt wüsste, könnte ich besser loslassen und mich auf mich selbst konzentrieren. Außerdem hätten es die meisten meiner Patienten wahrscheinlich nicht ertragen können, ihren behandelnden Arzt derart krank zu sehen. Vielleicht spielte auch ein bisschen magisches Denken in ihre Angst hinein: Wenn ihr Arzt sich noch nicht mal selbst helfen kann, wie kann er dann bei ihnen erfolgreich sein?

Manche meiner Patienten konnten sich schlichtweg nicht vorstellen, dass ich genauso krank werden würde wie sie. Sie brauchten mich als Fels in der Brandung ihrer Krankheit, als verlässliche Größe in einem Meer von Unwägbarkeiten. Vor meiner Erkrankung hatte ich ihnen oft Details aus meinem Leben erzählt, wir sprachen über die Kinder, ich berichtete von meiner Forschungsarbeit. Sie interessierten sich zweifellos wirklich dafür, aber heute ist mir bewusst, dass ich für sie in allererster Linie der Rettungsanker war, die Verbindung zu der Behandlung, die ihr Leben retten sollte. Was konnten sie also von einem Arzt erwarten, der selbst akut erkrankt war?

Genauso schwer wie für meine Patienten ist es für meine Kollegen gewesen, einen der Ihren in dieser Lage zu wissen. Es ist nicht nur das persönliche Bedauern, dass es jemanden aus dem Team getroffen hat. Der Krebs eines Kollegen bringt noch einmal schmerzhaft ins Bewusstsein, dass uns unsere Profession nicht davor schützt, selbst Patient zu werden. Dass wir es nicht in der Hand haben, gesund zu bleiben, egal wie viel wir forschen. Und dass auch wir immer wieder einen der Unseren verlieren, egal wie viel Einsatz wir gezeigt haben.

Acht Jahre später, bei meiner zweiten Erkrankung, gestaltete sich mein berufliches Leben und damit auch meine Verantwortung um einiges komplexer. Ich leitete weiterhin meine Forschungsgruppe, war inzwischen aber ebenso verantwortlich für die Ausbildung von dreihundert Studierenden der Medizin in einem Kollaborationsprogramm zwischen Harvard und dem Massachusetts Institute of Technology. Außerdem leitete ich die gastroenterologische Abteilung mit mehr als achtzig Ärzten am Massachusetts General Hospital.

Es reichte nicht, einfach eine Verwaltungskraft zu bitten, meine Termine zu stornieren. Doch meine früheren Erfahrungen kamen mir nun zu Hilfe – ich handelte zielgerichtet, aufrichtig und transparent und konnte auf diese Weise die Auswirkungen meiner Krankheit auf meine Arbeit und meine Mitarbeiter sehr gut regeln. Wenige Tage nach meiner Diagnose sprach ich mit meiner Laborgruppe, meine Kollegen informierte ich auf einer Fakultätssitzung, und auch die Studierenden setzte ich direkt in Kenntnis. Pandemiebedingt geschah das zwar alles online, aber doch so persönlich wie möglich. Diese Offenheit erleichterte es mir, die Erwartungen zu formulieren, die Aufgaben zu verteilen und meine Energien auf die wichtigsten Aspekte zu konzentrieren, solange ich dazu überhaupt in der Lage war.

Bei vielen meiner Patienten hatte ich erlebt, dass die Unfähigkeit, weiter arbeiten zu können, zum einen eine große finanzielle Belastung darstellt, was zumindest teilweise den Eigenheiten des amerikanischen Gesundheitssystems geschuldet ist. Zum anderen werden bei Krebspatienten aber auch das Selbstbewusstsein und das Selbstwertgefühl erheblich beeinträchtigt. Können wir uns nützlich fühlen und uns selbst wertschätzen, wenn wir nichts mehr leisten können? Sind wir noch attraktive Partner, wenn wir gezeichnet sind von den Folgen einer Behandlung? Können wir gute Eltern sein, wenn uns die Kraft fehlt, zu Hause mit anzupacken, zuzuhören, aufzubleiben und mit den Kindern zu spielen oder bei den Hausaufgaben zu helfen? Schon oft hatte ich bei meinen Patienten beobachtet, dass dieses Unvermögen erheblich zu ihrer Hilflosigkeit, zu ihrer Wut, zu ihrer Trauer über den Kontrollverlust beitrug – sie gingen sich selbst verloren und übergaben schließlich dem Krebs das Zepter.

Arbeitsunfähigkeit bringt das Risiko von Gehaltsverlust oder gar dem Verlust der Arbeitsstelle mit sich. In den USA bedeutet das oft auch den Verlust der Krankenversicherung, die in der Regel an den Arbeitgeber gebunden ist. Dazu kommen die direkten Kosten der Behandlung, die noch immer ein großes Problem in den USA darstellen, ein Problem, das als «die finanzielle Toxizität» des Krebses beschrieben wird.

An einem Samstagmorgen saß ich an unserem Küchentisch und rechnete die Posten zusammen, die meine Krankenversicherung für die Behandlung des vorausgegangenen Monats beglichen hatte. Die Gebühren der Laboruntersuchungen, das Honorar für die Radiologie, meinen Onkologen, die Infusionsschwester und die Immuntherapie waren einzeln aufgeführt, insgesamt waren es hundertdreißigtausend Dollar – für einen einzigen Monat. Mein Eigenanteil betrug lediglich fünfzig Dollar. Ich war und bin also in einer äußerst privilegierten Situation. Meine gesamte Behandlung ist mehr oder weniger kostenlos für mich, weil ich einen guten Arbeitsvertrag habe und mein Arbeitgeber ein gutes Versicherungspaket zu einem günstigen Preis anbietet.

Dennoch waren auch uns finanzielle Sorgen nicht fremd. Wir hatten vier Kinder und lebten in einer teuren Stadt. Selbst mit meinem akademischen Gehalt und dem meiner Frau Helle aus dem öffentlichen Dienst kamen wir nicht sehr weit, und jetzt konnte ich die erwähnten Nachtschichten in einem Krankenhaus, die ich zum Aufbessern unseres Budgets übernommen hatte, nicht mehr leisten. Ich war jedoch nicht in der Lage, mir den Kopf darüber zu zerbrechen, wie wir diese finanzielle Lücke stopfen sollten. Helle hielt das alles von mir fern und unsere Finanzen ohne mich stabil. Sie leitete die Umschuldung unserer Hypothek in die Wege, reduzierte die Ausgaben, so gut es ging, organisierte Sonderkonditionen für alles Mögliche, kurzum: Sie krempelte alles um, damit wir über die Runden kommen würden, und es gelang.

Doch etliche der Patienten, die ich bisher behandelt habe oder behandele, sind nicht in einer solch glücklichen Lage. Viele verlieren aufgrund der Krankheit ihren Job und damit nicht nur das Gehalt, sondern, wie oben angemerkt, auch ihre Krankenversicherung. Selbst wenn sich in dieser Hinsicht einiges in den letzten fünfzehn Jahren verbessert hat, sind viele Patienten weiterhin nicht ausreichend versichert und sorgen sich wegen der hohen Zuzahlungen oder Vorauszahlungen, die ihnen extreme finanzielle Lasten aufbürden sowie, das darf man nicht verschweigen, ihre Wahl der Therapie beeinflussen. Und das alles zu einem Zeitpunkt, an dem sie um ihr Leben kämpfen. Mir ist bewusst, dass ich mich in einer ungleich besseren Position befinde als sie.

In Deutschland sieht die Lage ein bisschen anders aus, die allermeisten Menschen sind krankenversichert, der Arbeitsplatz ist besser abgesichert, und der Versicherungsschutz bleibt unabhängig vom Berufsverhältnis bestehen. Die Kosten für eine Krebstherapie können auch hier Tausende von Euro betragen, die in der Regel die Krankenkassen übernehmen. Dennoch verursacht auch in Deutschland eine langwierige Therapie große finanzielle Belastungen für den Erkrankten und seine Familie. Durch die Krankschreibung mit geringerem Einkommen sinkt der Lebensstandard, Kredite können vielleicht nicht mehr abbezahlt werden, Selbstständige müssen ihre Geschäfte einschränken oder sogar ganz aufgeben. Als ob die Bürde einer existenziell bedrohlichen Erkrankung nicht schon schwer genug wäre.

Patienten bekommen häufig ein Identitätsproblem, wenn

sie aufgrund der Krebstherapie nicht mehr arbeiten können –
auch mir ging es nicht anders. Meine Behandlung lief schon
eine Weile, als ich mich an ein anderes, äußerst renommiertes
Krebszentrum wandte, um eine zweite Meinung im Hinblick
auf die bevorstehende Bestrahlungstherapie einzuholen. Meine Frau Helle und ich wurden in einem neuen, sehr eleganten
Empfangsbereich begrüßt. Gedämpftes Licht. Geschmackvol-
le Bilder an den Wänden. Alles sehr angenehm und beruhi-
gend. Die erste Frage, die der Arzt mir stellte, war jedoch wie
ein Schlag ins Gesicht: «Was für ein Arzt waren Sie denn früher?»

Ich war verletzt, verwirrt und vor allem unglaublich wütend. Dieses Gefühl ist mir bis heute präsent, obwohl das Gespräch schon mehrere Jahre zurückliegt. Und selbst wenn ich
jetzt nur darüber schreibe, packen mich die Emotionen genauso stark wie damals. Dieser Arzt sprach zu mir, als wäre mein
Beruf für mich Vergangenheit, als würde ich niemals wieder
einen Patienten behandeln können. Wollte er mir damit sagen, dass meine Überlebenschancen bei null lagen? Oder war
er einfach nur grob? Vielleicht war ihm nur versehentlich
eine ungeschickte Formulierung herausgerutscht? Ich hätte
ihm gern ins Gesicht gebrüllt, wie grausam seine Worte waren. Stattdessen riss ich mich zusammen und antwortete so
ruhig wie möglich: «Ich *bin* Gastroenterologe und Onkologe,
Spezialist für Leberkrebs. Und genau das werde ich auch weiterhin sein.»

Im Rückblick muss ich diesem Strahlenonkologen jedoch
für zwei Dinge dankbar sein. Zum einen zwang er mich dazu,
Widerstand zu leisten und mir klarzumachen, wer ich eigentlich bin, was mich ausmacht, auch als Patient. Ich bin und
bleibe Arzt, ein Mensch, der seine Erfüllung darin findet, die

ihm anvertrauten Patienten mit Freude und Kompetenz zu behandeln. Das änderte sich weder mit meiner Diagnose noch mit der Behandlung. Zum anderen war diese Begegnung eine Lehrstunde für mich als Dozent. Denn das würde ich meinen Studenten noch stärker ins Bewusstsein rufen als bisher: dass sie ihre Patienten immer ganz normal nach ihrem Leben, ihrem Beruf, ihrem Alltag fragen sollen. So, als ob der noch genauso sein könnte wie vor der Erkrankung. Niemals in der Art, in der man sich nach einem früheren, definitiv vergangenen Leben erkundigt.

Patienten haben wie alle anderen Menschen Träume, Hoffnungen, Pläne, Verpflichtungen, Sorgen, Konflikte – all das, was unser einzigartiges Leben ausmacht und wie es gelebt werden will. Indem wir das anerkennen, können wir Ärzte überhaupt erst die fundamentalen Auswirkungen ermessen, die der Krebs auf das Leben unserer Patienten hat, jenseits dessen, was uns eine Computertomografie oder ein MRT zeigt. Indem wir das in unsere Behandlung integrieren, können wir außerdem besser erfassen, was den Sorgen, dem Stress, den Problemen und manchen Nebenwirkungen tatsächlich zugrunde liegt. Patienten leben außerhalb des Krankenhauses ein Leben, das uns oft verborgen bleibt, wenn wir uns als Ärzte und Betreuer nicht ernsthaft bemühen, etwas darüber zu erfahren. Patienten sind nicht ihre Tumore, nicht die Träger von krebsauslösenden genetischen Mutationen, sie sind nicht die Verkörperung der Nebenwirkungen.

Sie sind Menschen.

# MEINE FRAU

Auch wenn Krebs die Krankheit des Individuums ist: Die Diagnose und die anschließende Behandlung reichen, das ist schon mehrfach angeklungen, weit über das Schicksal des Einzelnen hinaus. Partner, Ehegatten, Kinder, Eltern, Freunde, Kollegen, Studenten, Lehrer – jeder ist involviert, der in Verbindung mit dem Patienten steht. Die Personen, mit denen man zusammenlebt, sind am meisten betroffen. Patient zu sein, ist ein Fulltime-Job, aber Angehöriger zu sein, vor allem Angehöriger eines Krebspatienten, ist es ebenso. Krebspatienten brauchen psychische und physische Unterstützung. Es sind zahllose Aufgaben zu erfüllen, nicht nur diejenigen, die die unmittelbare Behandlung betreffen, etwa den Kranken zu seinen Terminen zu begleiten. Der Tagesablauf, das ganze Leben müssen neu gestaltet werden, die Ernährung, Freizeitaktivitäten, Kinderbetreuung – nichts kann so bleiben, wie es war.

Als ich nicht mehr kauen konnte, pürierte Helle mir das Essen, sie wechselte die Verbände in meinem Gesicht, als ich nach der Bestrahlung total verbrannt war, sie passte auf, dass ich die Schmerzmittel in den richtigen Abständen einnahm, und sie lenkte mich ab, indem wir stundenlang gemeinsam Filme schauten. Wovon sie mich aber nahezu komplett abschirmte, das war der Gedanke daran, dass ich sterben könnte, dass der Plan vielleicht nicht aufging, dass die Wenns und Abers die Oberhand gewinnen würden. Ich bin ihr zutiefst dankbar dafür, denn ich brauchte meine gesamte Energie dafür, zuversichtlich zu bleiben und fest daran zu glauben, dass alles zu einem guten Ende käme.

Helles unbedingte Unterstützung für mich bedeutete jedoch, dass sie oft allein mit ihren Sorgen und ihrer Angst war. Sie ließ nicht zu, dass ich sie wahrnahm, damit mein Optimismus und meine Hoffnungen nicht verloren gingen. Kürzlich sprach ich mit einer Freundin, Ehefrau eines Kollegen, der gerade selbst eine Krebstherapie durchläuft. Sie bat mich um Rat. «Was soll ich tun, wenn ich traurig bin? Wer hilft *mir* dabei, den permanenten Gedanken loszuwerden, dass mein Mann sterben könnte? Wie komme ich aus dieser Abwärtsspirale jemals wieder raus?» Dieselben Ängste plagten Helle, ohne dass sie es mir zu erkennen gab. Diese Aufgabe haben wir als Mediziner und als Gesellschaft noch nicht komplett gelöst: Wie können wir die Angehörigen von Krebspatienten besser unterstützen? Sie können so unendlich viel dazu beitragen, dass ein Mensch seinen Lebensmut behält. Und ohne diesen Lebensmut ist eine Heilung sehr schwer zu erreichen, wenn nicht sogar unmöglich.

Nach all der Zeit, nach zwei Krebstherapien, deren Auswirkungen mir im wahrsten Sinn des Wortes ins Gesicht geschrieben sind, mit so vielem, wofür wir als Familie und als Ehepaar dankbar sein können – es gibt einiges, worüber Helle und ich kaum je geredet haben. Vielleicht sind wir beide einfach zu pragmatisch veranlagt, um viel zu grübeln. Mit vier Kindern hat man dafür allerdings auch nicht sehr viel Zeit. Helle und ich haben zum Beispiel niemals konkret über das Sterben und den Tod gesprochen. Und ich bin wirklich froh, dass der Verlauf meiner Krankheit das letztlich auch nicht erforderte. Wir haben ein Testament sowie Verfügungen für die Kinder getroffen, Vollmachten in Bezug auf Gesundheits-fürsorge erteilt – eben alles, was man normalerweise für die Kinder regelt, für einen selbst und für den Partner, falls einer schwer erkranken würde. Aber nicht nur Helle und ich, viele Krebspatienten und ihre Partner oder Familien schieben Diskussionen über die konkreten Eventualitäten des Todes immer wieder vor sich her.

Aus meiner Arbeit weiß ich, dass es wichtig ist, über das Sterben und den Tod zu sprechen, vor allem, wenn eine gewisse Wahrscheinlichkeit besteht, dass nicht mehr allzu viel Lebenszeit vor einem liegt. Oft beginnen viele Onkologen das Gespräch darüber zu spät. Ich habe bei meinen Patienten immer versucht, das Thema früh und ohne Umschweife anzu-sprechen. Doch in meinem eigenen Fall fehlte mir die Kraft, es gegenüber meiner Frau zu tun. Ich bin sehr froh, dass in der Vergangenheit und heute keine unmittelbare Notwendigkeit mehr dafür besteht. Und ich kann ihr nicht genug danken da-für, dass sie all die Verzweiflung und Erschöpfung um unse-retwillen aushielt. Dass sie nie geklagt hat über die Wunden, die sie davontrug, und die Narben, die geblieben sind. Es ist ein großes Glück, mit so einem Menschen verbunden zu sein.

# GESICHTSVERLUST

Bei meiner ersten Erkrankung war ich nach vier Monaten Chemotherapie bereit für die Operation, der damals eine Schlüsselrolle für die Heilung zukommen sollte. Von Beginn an hatte ich das Gefühl, dass dieser Teil der gesamten Behandlung nicht nur der wichtigste war – was sich später als falsch herausstellen sollte –, sondern auch der äußerlich gravierendste. Ich fürchtete mich davor, mein Aussehen, mein Gesicht zu verlieren und damit meine Identität, mein Selbstbild. Die Menschen, denen ich begegnen würde, würden definitiv jemand anderen sehen als zuvor. Die Operation wurde als aggressiv und radikal beschrieben, und genau das war sie auch. Der Pickel, nicht einmal so groß wie ein Zwei-Cent-Stück, würde auf einer Fläche von wenigstens zehn mal zehn Zentimetern entfernt werden. Auf diese Weise wollten wir möglichst viel von dem Krebs herausholen, sodass mit der anschließenden Bestrahlung die Chancen auf eine Heilung oder zumindest langfristige Kontrolle des Wachstums stiegen. Ich wollte nichts mehr, als dass die Chirurgen jede verbliebene Krebszelle herausschnitten, damit wir sagen könnten: «Sie sind alle weg.»

Im Ergebnis verlor ich durch die Operation nicht nur meine Gesichtshaut, sondern auch die Lachmuskeln sowie die Nerven, mit denen ich die Hand meiner kleinen Tochter auf meiner Wange spürte. Die Hälfte meines Mundes war taub, den Kuss meiner Frau konnte ich nur an einer bestimmten Stelle wahrnehmen. Meine Zunge fühlte nichts, wenn ich sie gegen die Schneidezähne drückte. Zeitweise konnte ich mein rechtes Auge nicht mehr schließen und den Tränenfluss, der über meine Wange rann, nicht stoppen. Meine Lippen konnte ich nicht bewusst bewegen, was nicht nur beim Auspusten von Kerzen hinderlich war, sondern auch beim Essen und Trinken.

Viele Patienten erleiden ein Trauma, sind plötzlich mit einem Ereignis konfrontiert, das nicht nur ihr Leben verändert, sondern auch ihr Äußeres, sei es, dass sie durch einen Arbeitsunfall eine Körperextremität verlieren oder ihr Gesicht bei einem Brand verunstaltet wird. Auch Krebspatienten tragen sichtbare Narben oder erleiden andere physische oder psychische Veränderungen. Am schlimmsten ist es, wenn das Gesicht betroffen ist, der Teil des Körpers, mit dem man sich der Welt präsentiert, der Teil, der bei Begegnungen von allen angeschaut wird. Dass ein Patient sein Gesicht verliert, hatte ich bis dahin nur sehr selten erlebt. Im Februar und März 2003 hatte ich während meiner Assistentenzeit einige Patienten betreut, die bei einem Feuer im Nachtclub *The Station* in Rhode Island starke Brandverletzungen erlitten hatten. Hundert Menschen waren damals dabei gestorben, über zweihundert wurden verletzt. Ich erinnere mich auch an einen Mann, der sich aus Liebeskummer umbringen wollte und sich selbst anzündete. Sein Gesicht war komplett verbrannt.

Ich versuchte es wirklich, war aber nicht in der Lage, mir vorzustellen, wie das sein würde: mein Gesicht zu verlieren, ein anderes zu bekommen. Wie würde ich aussehen, würde ich mich noch selbst erkennen? Wie würde meine Familie reagieren? Was würde ich tun, wenn sich die Kinder vor mir fürchteten? Könnte ich überhaupt noch Patienten behandeln, wenn ich körperlich abstoßend wirkte? Wenn vielleicht meine

Augen und meine Zunge nicht mehr funktionierten: Konnte ich dann noch Lehrer bleiben und weiter unterrichten?

Ich hatte mein Aussehen immer als selbstverständlich hingenommen, nichts, worauf ich besonders stolz war oder auch nur größere Aufmerksamkeit richtete. Es war Teil meiner selbst, ganz einfach. Und jetzt? Wäre ich nach dieser Operation noch immer derselbe?

In dieser totalen Verunsicherung schrieb ich Rania Matar. Rania ist eine vielfach ausgezeichnete Fotografin. Wir hatten sie ein paar Wochen zuvor zufällig in der Christmette kennengelernt, als unsere beiden Familien nebeneinander in der Kirchenbank saßen. Rania arbeitete damals gerade an einer Serie über junge Mädchen und war immer auf der Suche nach neuen Motiven. Sie fragte Helle geradeheraus, ob sie Fotos von unserer Tochter Lavinia machen dürfe. Wir waren einverstanden, und kurze Zeit später kam Rania zu uns nach Hause und fotografierte Lavinia für ihre Serie. Es war ein voller Erfolg, die Bilder von Lavinia wurden in einigen Ausstellungen und Museen gezeigt.

Nun hatte ich eine Idee: Vielleicht konnte Rania mir dabei behilflich sein, die Erinnerung an mein altes Gesicht zu behalten und mich mit dem neuen anzufreunden? Ein paar Tage nach der Diagnose schrieb ich ihr eine E-Mail und fragte sie, ob sie bereit sei, meinen Weg durch Fotos zu dokumentieren.

*Liebe Rania,*
*ich habe eine ungewöhnliche und ernste Frage an Dich, und ich hoffe, dass Du meinen Überfall entschuldigst. Letzte Woche wurde ein seltener Krebs in meinem Gesicht entdeckt. Glücklicherweise ist er lokalisierbar, man kann ihn*

behandeln und heilen. Doch ich habe einen langen Weg vor mir. Ich werde eine Chemotherapie und eine Bestrahlung durchmachen, aber am wichtigsten – sowohl was meine Chancen auf Heilung betrifft als auch im Hinblick auf die Veränderungen, die damit verbunden sind – werden die radikale Entfernung des Krebses in meinem Gesicht und die anschließende Rekonstruktion sein. Ich frage mich, ob Du Dir vorstellen könntest, meine Behandlung fotografisch zu begleiten. Mich interessieren zwei Dinge. Das eine ist sehr persönlich: Ich möchte sehen, was während dieses Prozesses mit meinem Gesicht passiert. Meine äußere Erscheinung verändert sich, aber ich bleibe natürlich trotzdem derselbe. Das andere betrifft meine Arbeit als Onkologe. Ich glaube, dass es den Patienten, die Ähnliches durchmachen, helfen kann, wenn sie meinen Weg nachvollziehen können. Um ehrlich zu sein: Ich bin nicht in der Lage, mir vorzustellen, wie es ist, ganz anders auszusehen. Ich weiß, dass wir am Dana-Farber und am Brigham and Women's herausragende Ärzte haben. Es praktizieren sogar die Ärzte bei uns, die die Gesichtstransplantation entwickelt haben (ich benötige keine), ich fühle mich also wirklich gut aufgehoben, sogar privilegiert. Aber ich sehe halt nicht bildlich vor mir, was geschehen wird. Und vielleicht hilft es ja dem einen oder anderen Patienten vor/während/nach der Behandlung. Rania, ich habe Deine Arbeiten gesehen und bin tief beeindruckt. Ich weiß, dass Du als Künstlerin Deine Themen selbst entwickelst und sie so realisierst, wie Du es möchtest. Das ist klar. Doch ich kann mir niemanden denken, der sensibler und inspirierender vorgehen würde als Du. Meine Ärzte bilden ein wirkliches Traumteam, und Du würdest perfekt dazu passen.

*Mir ist bewusst, dass es nicht nur für mich, sondern für*
*jeden Beteiligten eine emotional sehr anspruchsvolle Reise*
*wird. Und ich möchte Dir keine zusätzliche Arbeit oder*
*Aktivitäten aufbürden, die Du nicht bewältigen kannst. Ich*
*würde vollkommen verstehen, wenn Du keine Kapazitäten*
*hättest. Aber falls Du interessiert bist, würde ich mich sehr*
*geehrt fühlen.*
*Herzliche Grüße*
*Wolfram*

Große Freude: Rania sagte zu!

Während meiner Krankheit, in den folgenden Jahren und dann erneut nach der Rückkehr des Krebses kam Rania regelmäßig zu uns nach Hause und machte Fotos von mir. Es entstanden eine visuelle Chronologie und ein optischer Bericht meines Wegs. Die Sitzungen waren manchmal nur kurz, manche dauerten länger, waren im Ergebnis jedoch viel mehr als nur eine Dokumentation der Behandlungen meines Gesichts, meines Körpers. Sie hatten eine therapeutische Wirkung auf mich, weil sie mich zwangen, mein Tempo zu drosseln, innezuhalten und Luft zu holen. Durch diese Sitzungen bekam ich die Zeit, zu reflektieren, was mit mir und in mir vorging. Indem ich meine physische Veränderung mit Rania teilte und sie meine Metamorphose dokumentierte, bekam ich meine Souveränität, die Kontrolle über mein Selbstbild zurück.

Rania fotografierte, wie mir die Haare ausfielen, wie mein Gesicht von den hohen Kortisondosen anschwoll, sie besuchte mich während der Chemotherapien und im Labor. Sie kam in den Vorbereitungsraum, in dem ich auf meine OP wartete, und sie fing Helles Blick ein, als sie mich zum letzten Mal mit meinem ursprünglichen Gesicht sah. Rania war da, als ich aus dem OP zurückkehrte, und sie dokumentierte den dramatischen Wandel nach den ersten 24 und nach 48 Stunden. Sie fotografierte mich mit Bestrahlungsmaske und hielt die fortschreitende Verbrennung meines Gesichts im Laufe der Bestrahlung fest. Sie fixierte die Realität, durch die ich durchmusste. Auch wenn einige Fotos die unglaubliche Brutalität der Behandlung zeigen, hoffe ich doch, dass andere Patienten erkennen können, wie selbst eine so aggressive Operation als Teil des Lebens akzeptiert werden kann – und dass heute die Möglichkeiten, die schlimmsten Spuren zu beseitigen, absolut erstaunlich sind. Abgesehen von alldem war diese Fotoserie mein geheimer Pakt mit der Zukunft. Sie war der Beweis, dass mein Leben weiterging.

Rania wurde eine Freundin, eigentlich ein Mitglied der Familie. Sie sah Seiten von mir, die nur sehr wenige Menschen kennen. Gleichzeitig hatte sie als Fotografin, bei aller Nähe und Zuneigung zu mir, einen distanzierten, professionellen Blick. Sie nahm an meinen emotionalen Achterbahnfahrten nicht teil, sie erlebte nicht selbst die Grausamkeit der physischen Veränderungen, die Brutalität der Rückfalldiagnose. Aber sie hielt sie fest, und auf ihren Fotos ist auch das zu erkennen, was nicht an der Oberfläche liegt.

Wer möchte, kann sich einige ausgewählte Fotos meines Weges als Patient ansehen. Am Ende des Buches, auf S. 229, findet sich ein QR-Code, der darauf verlinkt.

Manche der Fotos mögen in ihrer Ungeschöntheit brutal wirken oder verstören. Aber Krebs und seine Folgen sind eben keine heile Welt, kein Urlaub oder Abendspaziergang. Krebs ist brutal, tut weh, verletzt, verändert, hinterlässt Spuren und Narben. Und auch die sind auf diesen Fotos zu sehen.

Zwar hatte ich selbst darum gebeten, die Fotos anzufertigen. Doch kurioserweise war ich lange Zeit nicht in der Lage, sie mir anzuschauen. Ich fürchtete mich davor, meinem verletzten, geschwollenen und zerschlagenen Gesicht zu begegnen.

Ich hatte Angst davor, dass ich es emotional nicht ertragen würde, dass der Anblick meines früheren Selbst das Trauma wieder hervorrufen würde, die Schmerzen und die Verluste, die ich als Teil meiner Behandlung erfahren hatte. Ich traute mir nicht zu, das Vorher–Nachher auszuhalten: vor der Chemo mit Haar, ein paar Wochen später ohne. Vor der Operation mit symmetrischem Gesicht, Stunden später danach verzerrt und blutig. Vor der Bestrahlung gerade ein wenig erholt von der OP, während der Bestrahlungsphase dunkelrot, wund, entzündet. Deshalb blieben die Fotos eine ganze Weile lang ungesehen.

Rania und ich hielten auch über meine direkte Behandlungsphase hinaus Kontakt, als die wiederholten plastischen Operationen stattfanden, um mein Gesicht bestmöglich wiederherzustellen, aber wir schoben es immer weiter auf, uns die Fotos gemeinsam anzuschauen. Rania arbeitete an ihrer Karriere, sie wurde mit Preisen und Auszeichnungen überhäuft. Und mir war es nur recht, dass ich mich auf diese Weise darum herumdrücken konnte, mich mit den Fotos zu konfrontieren.

Letztlich dauertes es sechs Jahre, bis es so weit war. Das war nach meinem letzten MRT, als ich sehr sicher war, dass der Krebs für mich erledigt war, im Dezember 2019. Ein weiterer Grund war, dass ich begonnen hatte, dieses Buch zu schreiben. Es war ein paar Monate vor dem ersten Corona-Shutdown und weniger als ein Jahr, bevor der Krebs zurückkam.

# DAS LOCH

Als ich erfuhr, dass ich mich einer schwierigen und langwierigen Krebsoperation unterziehen musste, war klar, dass ich Trish an meiner Seite brauchte. Trish Kritek und ich hatten gemeinsam unsere Facharztausbildung zum Internisten durchlaufen; diese intensive und arbeitsreiche Zeit schweißte uns zusammen. Auch hatte ich gelernt, Trishs Kompetenz und Fürsorge als Ärztin zu schätzen, da ich ihr während unserer Ausbildung oftmals meine Patienten anvertraut hatte, wenn sie Nachtdienst hatte. Wir wurden enge Freunde, sie ist die Patin unseres ältesten Sohnes Felix. Einige Jahre vor meiner ersten Erkrankung hatte Trish Harvard und Boston verlassen und arbeitete nun als Intensivmedizinerin an der Universität von Washington in Seattle. Sie ist eine viel beschäftigte und äußerst kompetente Ärztin.

Ich wollte Trish zum einen bei mir wissen, weil ich nicht allein im Krankenhaus sein wollte, zum anderen, weil sie die Person war, die für mich sprechen konnte, wenn ich nicht dazu in der Lage war. Sie würde mich vertreten, wenn ich meine Angelegenheiten nicht selbst regeln konnte, dessen war ich mir sicher. Ich brauchte ihre Ermutigung, wenn ich selbst keinen Grund für Zuversicht finden konnte. Sie musste über die medizinischen Fragen nachdenken, wenn ich keinen klaren Gedanken fassen konnte. Ich brauchte jemanden, der an meiner Stelle entschied und handelte, und das genau war Trish. Ich rief sie eines Abends an, kurz nach meiner Diagnose, Monate vor der OP, und fragte, ob sie kommen würde, wenn ich ins Krankenhaus müsste. Sie sagte sofort zu. Eine Geste zuverlässiger und großzügiger Freundschaft, die mich beruhigte und meine Ängste beschwichtigte. Ich hoffe, dass ich für meine Freunde ebenso da sein kann und mir so viel Zeit für sie nehme, wie Trish es für mich tat.

Trish traf am Tag vor der OP ein. Helle und ich holten sie am Flughafen ab, und wir gingen direkt in unser Lieblingsfischrestaurant am Boston Harbor. Es war Ende Mai, wir saßen draußen am Pier, eine angenehm warme Brise wehte, die Möwen und Kormorane flogen übers Wasser, Segel- und Fischerboote zogen vorbei. Ich hatte Fish and Chips bestellt und aß mit großem Appetit. Dazu trank ich nicht nur ein Bier, sondern zwei, obwohl es noch nicht einmal Abend war. Aber das war der letzte Tag meines Lebens, so, wie ich es bis dahin kannte. Es waren ein bemerkenswerter Tag, ein erinnerungswürdiges Mahl und ein Segen, dass unsere Freundin bei uns war.

Am Morgen der Operation war ich in zwiespältiger Verfassung. Einerseits fürchtete ich mich, weil ich im wahrsten Sinne des Wortes im Begriff war, mein Gesicht zu verlieren. Andererseits hoffte ich zuversichtlich, dass mich beim nächsten Blick in den Spiegel jemand anschauen würde, der immer noch ich war, aber in einer vom Krebs befreiten Version. Der Tag begann früh. In den USA haben wir das Prozedere vor einer geplanten Operation beschleunigt. Tests, Erklärungen und Einwilligungen werden noch vor der Aufnahme in der Ambulanz erledigt, sodass am OP-Tag selbst der ganze Papierkram bereits fertig ist. Am Morgen der Operation kommt man einfach ins Krankenhaus, und es geht los. Die Chirurgen beginnen ihren Tag noch früher als die anderen Ärzte, also wirklich sehr früh. Das heißt, die Patienten müssen noch eher eintreffen. Ich war kurz nach fünf Uhr morgens da. Helle war an meiner Seite, ebenso meine Freundinnen Trish und Rania. Sie machte ein paar letzte Fotos von mir, «von vorher». Im Warteraum sah ich in die Gesichter der anderen Patienten. Sie spiegelten meine eigenen Sorgen und Ängste wider. Das Krankenhaus betreibt Dutzende von Operationsräumen, entsprechend viele Patienten saßen nun hier und warteten darauf, aufgerufen zu werden.

Eine Begegnung an diesem Morgen half mir, sie milderte die Anspannung: Hinter dem Empfangstresen saß Cindy und begrüßte mich. Ich war ihr ein paar Jahre zuvor begegnet, als sie ihren Mann Jeffrey zu einem Termin bei mir in der Krebsklinik begleitete. Jeffrey war in den Siebzigern, er hatte einen früh erkannten Mastdarmkrebs. Wir hatten beschlossen, dass er eine Kombination aus Chemotherapie und Bestrahlung erhalten sollte, bevor die Operation stattfand. Die Therapie schlug gut an, und er konnte geheilt werden.

Doch das eigentliche Wunder war Cindy selbst. Rund dreißig Jahre früher hatte sie Darmkrebs gehabt, es wurden auch Metastasen in der Leber entdeckt – nicht nur einmal, sondern sogar zweimal. Damals waren wir in der Behandlung eines solchen Krebses noch längst nicht so weit wie heute, und viele Ärzte hätten wahrscheinlich kapituliert. Doch Cindy wurde von einem jungen Onkologen an unserem Krebszentrum behandelt, der sich weigerte, sie aufzugeben. Er überzeugte sie, sich einer sehr aggressiven Chemotherapie zu unterziehen, um die Krebsmetastasen in der Leber zu verkleinern. Anschließend entfernte ein beherzter Chirurg den verbliebenen Rest. Der junge Onkologe wurde später ein weltbekannter Forscher. Mich hat er zweierlei gelehrt: Niemals darf man den Patienten vorschnell aufgeben, und niemals darf man nachlassen in dem Bemühen, die molekularen Grundlagen der Entstehung von Krebs zu verstehen. Diese Einsichten trage ich noch heute in mir, und beide helfen dabei, die Krankheit immer besser behandeln zu können.

Cindy hatte es geschafft, weil ihr Arzt nicht aufgab. So konnte sie sich um ihren Mann kümmern, der Jahre später erkrankte. Und sie konnte mich an jenem Morgen vor meiner Krebsoperation aufnehmen. Cindy war mein gutes Omen, der lebende Beweis dafür, dass man es schaffen kann, selbst eine schwere Krebserkrankung gegen alle statistischen Widrigkeiten zu überleben.

Helle begleitete mich in den OP-Vorbereitungsraum und hielt so lange wie möglich meine Hand. Bei meiner zweiten Operation, die während der Pandemie stattfand, durfte sie pandemiebedingt noch nicht einmal das Krankenhaus betreten!

Das Letzte, woran ich mich erinnere, ist meine Bewunderung für die strahlenden, großen OP-Lampen – das starke Beruhigungsmittel, das mir gespritzt wurde, zeigte schon seine Wirkung. Ich hatte keine Angst mehr, ich wollte nur den Krebs loswerden, und das hier war ein notwendiger Schritt auf dem Weg dorthin. Danach weiß ich nichts mehr, es wurde schwarz um mich herum.

Ich kam zu mir, als der Anästhesist den Beatmungsschlauch aus meiner Kehle zog. Ein kurzes Würgen, dann war es vorbei. Atmen? Keine Lust, zu anstrengend. Der Arzt redete auf mich ein und versuchte mich zu überzeugen, dass ich meine Lungen unbedingt mit Sauerstoff füllen müsste. Doch ich war erschöpft von der Narkose und benebelt von den Schmerzmitteln, ich wollte einfach nicht. Ich wollte nur in Ruhe gelassen werden. Und schlafen. Der Sauerstoffgehalt meines Bluts fiel auf ein bedrohlich niedriges Niveau, und man schob mir einen Schlauch in die Nase, der mich mit Sauerstoff versorgte.

Meine Operation war lang und anstrengend gewesen. Ich hatte um sieben Uhr auf dem Tisch gelegen, und nun war es halb fünf am Nachmittag, also hatte das Ganze knapp zehn Stunden gedauert. Die ersten Worte, an die ich mich erinnere, sprach der plastische Chirurg: «Die haben mir ein deutlich größeres Loch hinterlassen, als ich erwartet hatte.» Wovon redete er? Wer waren «die»? Er musste meine Chirurgen meinen, ein Sarkom-Experte und ein Arzt, der auf die Krebschirurgie an Kopf und Hals spezialisiert war. Da sich wie gesagt ein Sarkom entlang der Blutgefäße entwickelt, hatten sie unbedingt eine relativ große Fläche rund um den Tumor entfernen wollen, von meinem rechten unteren Augenlidrand bis zur rechten Oberlippe, vom rechten Nasenflügel bis zum Ohr. Sie mussten sehr tief schneiden und Muskeln sowie Nerven entfernen, buchstäblich bis auf die Knochen. Erst danach kamen die plastischen Chirurgen dazu und prüften, wie sie mich wieder zusammenflicken konnten. Dieser Konflikt zwischen den Fachrichtungen war prototypisch: Die Krebschirurgen richteten sich nach dem Krebs, wollten so viel wie möglich wegschneiden und fühlten sich von den plastischen Chirurgen ein wenig unter Druck gesetzt, die mehr Gewebe vorfinden wollten oder eben ein kleineres «Loch».

Viele Leute assoziieren mit plastischer Chirurgie Lifting, Nasenkorrektur und Brustverschönerung. Dabei handelt es sich um mehr, unglaublich viel mehr. Plastische Chirurgie gibt Menschen verlorene Körperfunktionen zurück, befreit sie von Schmerzen, bestärkt sie in dem Gefühl, dass sie sich sehen lassen können. Ich stand und stehe für immer in der Schuld meiner plastischen Chirurgen. Dass ich nach zwei Krebsoperationen auf beiden Seiten meines Gesichts unbefangen unter Menschen gehen kann, dass ich meinen Patienten gegenübersitze und die Studenten ohne Scham oder Schüchternheit unterrichte – das verdanke ich den plastischen Chirurgen. Verschiedene Folgeoperationen nach der ersten Krebsoperation, insgesamt waren es fünf, korrigierten die Narben und brachten wieder mehr Symmetrie in mein Gesicht.

Auch nach der zweiten Krebsoperation habe ich erneut weitere Eingriffe über mich ergehen lassen müssen. Wie ich aussehe, hat nicht nur entscheidenden Einfluss darauf, wie ich mich fühle und wie ich funktioniere, sondern auch, wie ich mich bewege, wie ich mich verhalte. Und meine plastischen Chirurgen bewirkten, dass ich mich wieder halbwegs normal fühlte und verhielt.

Wie schafft man es nach einer Operation, seine Wünsche und Bedürfnisse mitzuteilen, wenn das Gesicht total geschwollen ist, man erschöpft ist und nicht genügend Kontrolle über seine Gesichtsmuskeln hat, um ein paar Worte zu formulieren? Aus meiner eigenen Erfahrung als Arzt wusste ich, wie sehr Patienten im Krankenhaus nach einer OP unter dieser Ohnmacht leiden. So fürchtete ich mich bezeichnenderweise mehr davor als vor der OP selbst. Meine Freundin Trish ist eine engagierte Vertreterin ihrer Patienten. Während der ersten achtundvierzig kritischen Stunden nach meiner Operation arbeitete sie mit den Pflegekräften und den Ärzten zusammen, um sicherzustellen, dass ich genügend Schmerzmittel bekam. Sie verhinderte exzessive Tests und Störungen, sodass ich schlafen konnte. Sie passte auf, dass meine Mahlzeiten nicht abgeräumt wurden, bevor ich überhaupt geschafft hatte, etwas zu mir zu nehmen. Sie organisierte ein kleines Whiteboard, auf das ich schreiben konnte, wenn mir etwas fehlte oder ich etwas mitteilen wollte. Sie nahm meinen Arm, als ich aufstehen durfte, und führte mich für eine kleine Runde über den Stationsflur. Sie fasste für das Ärzteteam meine Fortschritte, meine Anliegen und Beschwerden zusammen, genau so, wie wir beide es in unserer Ausbildung im selben Krankenhaus fünfzehn Jahre zuvor gelernt hatten: den Patienten in den Mittelpunkt stellen, seine Klagen anhören, die Probleme einschätzen, einen verlässlichen Plan für den nächsten Tag aufstellen.

Trish war meine Stimme, meine Übersetzerin, meine Anwältin. Auch wenn sie die Notwendigkeiten meiner Behandlung natürlich akzeptierte, vertrat sie meine Interessen. Das wurde bereits in der ersten Nacht nach der Operation klar, als ich in das Krankenzimmer verlegt wurde. Ich benötigte keine Intensivversorgung, hing aber immer noch an etlichen Kabeln und Schläuchen. Schmerzmittel bekam ich über eine Infusion, die ich selbst bis zu einem gewissen Grade steuern konnte, eine sogenannte patientenkontrollierte Analgesie. Ein Gerät kontrollierte meinen Puls und den Sauerstoffgehalt des Bluts, um einen Arm war eine Manschette für die Blutdruckmessung gewickelt, Sauerstoff wurde über einen Schlauch in der Nase zu- und Urin über einen Blasenkatheter abgeführt. Nach meiner anfänglichen Unlust, selbstständig zu atmen, war der Sauerstoffgehalt meines Bluts mittlerweile wieder vollkommen normal. Doch die Maschine maß die Werte noch immer und piepste permanent, sodass ich nicht schlafen konnte. Trish verlangte, dass sie abgestellt werden sollte, weil sie keinen Nutzen brachte und mir die nötige Erholung vorenthielt. Es gab keinen medizinischen Grund dafür – es war lediglich das Beharrungsvermögen eines Systems, in dem der Arzt sechs Stunden zuvor eine Anweisung gegeben hatte, die ohne neue Anweisung einfach stur weiterhin befolgt wurde. Da ich nicht auf der Intensivstation war, würde in der Nacht kein Arzt bei mir vorbeischauen, das Gerät also immer weiterpiepsen.

Trish überzeugte die Krankenschwester, einen Arzt zu befragen. Es kam tatsächlich ein übermüdeter chirurgischer Assistenzarzt, der das bestätigte, was Trish und ich schon früher ausgeführt hatten: Meine Atmung war völlig normal. Er nahm den Sauerstoffschlauch weg und stellte den Dauerpiepser aus. Ich fiel sofort in tiefen Schlaf, total erschöpft vom längsten Tag meines Lebens als Patient.

Wenn ich heute darüber nachdenke, wird mir klar, wie oft wir in der stationären Akutversorgung Maßnahmen für den Patienten festlegen, statt mit ihm gemeinsam das beste Vorgehen zu entwickeln. Es ist außergewöhnlich, dass ich jemanden vom Fach in meinem Krankenzimmer hatte, der meine Interessen vertrat. In den meisten neu erbauten Krankenhäusern sind Zimmer vorgesehen, in denen auch Angehörige übernachten können, vor allem auf den Entbindungsstationen. Damals war das aber auf den Normalstationen nicht üblich. Trishs Anwesenheit führte dazu, dass die Pflegekräfte mehr Aufmerksamkeit auf mich richteten und sich an meinen tatsächlichen Bedürfnissen orientierten. Mittlerweile gibt es in einigen ambulanten Versorgungszentren in den USA «Navigatoren für Patienten», normalerweise eine Krankenschwester oder einen -pfleger, die oder der Patienten dabei unterstützt, sich in den Einrichtungen zurechtzufinden und die Vielfalt der Aufgaben zu bewältigen, die ein chronisch Kranker zu erfüllen hat. Studien haben gezeigt, dass das nicht nur die Zufriedenheit des Patienten steigert, sondern sich tatsächlich auch in besseren Ergebnissen für Lebensqualität und in anderen Behandlungserfolgen niederschlägt. Dieses Konzept wurde auch in der stationären Versorgung getestet, vor allem bei Krebspatienten – ebenfalls mit sehr guten Ergebnissen.

In meinem Fall kam als Pluspunkt hinzu, dass sich Helle weiterhin um die Kinder kümmern konnte, ohne sich sorgen zu müssen, dass ich allein im Krankenhaus war. Die Kinder waren natürlich ängstlich und nervös wegen meiner Operation. Die Unterstützung unserer Freunde ermöglichte Helle jedoch auch, die kritischen Stunden bei mir zu verbringen.

Ich bin sehr froh, dass wir in dieser schnelllebigen Welt so gute Freunde haben, auf die wir uns immer verlassen können.

Trotz der langen und schwierigen Operation konnte ich schon nach drei Nächten aus dem Krankenhaus entlassen werden und nach Hause kommen. Alle Organe arbeiteten, sämtliche Funktionen waren in Ordnung, die Schmerzmittel waren gut eingestellt, und ich konnte sogar schon essen. Schon in der Ausbildung hatte ich gelernt, dass der Patient nach Hause darf, wenn er essen und Wasser lassen kann sowie Stuhlgang hat. Letztlich geht es immer um die körperlichen Grundfunktionen.

Ich war ein wenig beklommen, als ich zu Hause eintraf. Die Kinder waren nicht im Krankenhaus gewesen, und ich fragte mich, wie sie auf mein Aussehen reagieren würden. Als Helle den Wagen in der Auffahrt parkte, sprang die damals fünfjährige Thalia herbei und umarmte mich, ohne zu zögern. Sie schaute mich an und sagte: «Du siehst ja wirklich sehr schräg aus, Papa. Aber ich hab dich trotzdem lieb.» Damit drehte sie sich um und flitzte wieder zu ihrem Spiel zurück.

Wie «schräg» ich im wahrsten Sinn des Wortes aussah, wie asymmetrisch mein Gesicht geworden war, hätte ich eigentlich erst nach ein paar Wochen selbst sehen sollen. Helle hatte auf Empfehlung einer Freundin vorsorglich sämtliche Spiegel im Haus verhängt. Nach einer gewissen Zeit wäre die Heilung schon weiter fortgeschritten und ich könnte den Anblick, so die Hoffnung, besser aushalten. Doch schon nach ein paar Tagen fiel versehentlich eines der Tücher von einem Spiegel, und ich blickte in mein Gesicht. Ich hatte noch immer Schmerzen, eine Gesichtshälfte, meine Oberlippe und das Zahnfleisch fühlten sich weiterhin taub an, weil der rechte Nervus maxillaris, der Oberkiefernerv, entfernt worden war. So hatte ich kein Gefühl von mir selbst. Als die Hülle vom Spiegel fiel, hatte ich mich nicht mal gedanklich auf meinen Anblick vorbereiten können. Es war ein bizarrer, erschreckender Moment: Aus dem Spiegel sah mich ein Unbekannter an. Ich hatte mich total von meinem Selbstbild entfremdet. Das Gesicht, das mich anblickte, hatte meine Augen – aber das war auch schon alles. Alles andere war nicht ich. Die eine Hälfte des Gesichts war noch immer geschwollen, der Mund war schief und grinste mich in einem 45-Grad-Winkel an. Es war ein wirklich grotesker, schockierender und total verunsichernder Anblick.

Wir alle kennen unser Gesicht. Mancher mag es vielleicht nicht gern und versucht mit Hilfe von ästhetischer Chirurgie, eine Optik zu schaffen, die seinen Wünschen entspricht. Aber trotzdem sind wir alle an unser Gesicht gewöhnt, wir sind mit unserem Aussehen vertraut. Diese Selbstverständlichkeit zu verlieren, ist erschütternd, es ist, als verlören wir uns selbst.

Ich schaute schnell weg, aber der Schrecken saß tief. Helle kontrollierte sofort alle Hüllen über den Spiegeln und zurrte sie fest, damit so etwas nicht noch mal passierte. Es kostete mich noch viele Wochen, bis ich wieder Mut fasste und mir selbst ins Gesicht schaute.

# DAS URTEIL

Zehn Tage, nachdem die Chirurgen den Tumor aus meiner rechten Wange operiert und die plastischen Chirurgen mein Gesicht wieder zusammengesetzt hatten, fand der Nachsorgetermin mit meinem Onkologen statt. Noch immer hatte ich Schmerzen, mein Gesicht war geschwollen, aber ich kam mir schon ein bisschen mehr wie ich selbst vor. Ich war ganz zufrieden mit der Entwicklung, durchaus optimistisch. Als Helle und ich das Sprechzimmer betraten, erwarteten mich nicht nur mein Onkologe, sondern auch der Strahlentherapeut, der plastische Chirurg, zwei Krebschirurgen und mein Hausarzt. Sie alle waren da. Ich hatte nicht mit diesem großen Kreis gerechnet und wurde nervös. Warum zum Teufel diese Riesenzusammenkunft? Mir wurde mulmig zumute. Der Onkologe begann mich auszufragen: ob ich mich gut erholte, wie stark die Schmerzen seien, ob ich essen könne und wie der Stuhlgang funktioniere. Irgendwas lief hier falsch, das Gespräch war seltsam vage und nichtssagend, aber ich wusste nicht recht, warum.

Endlich kam der Onkologe zum Punkt. Er sprach über die Operation und das Ergebnis der pathologischen Untersuchung. Es gehört zum Standard, dass bei der Entfernung von Tumoren das Gewebe von einem oder sogar mehreren Experten pathologisch untersucht wird, aus verschiedenen Gründen. Man will die Diagnose noch einmal bestätigen, aber darüber hinaus vor allem sichergehen, dass der Chirurg tatsächlich den gesamten Tumor entfernen konnte. Das ist der absolut kritische und essenzielle Punkt einer jeden Krebsoperation: Auf die ein oder andere Weise kann der Krebs auch nach einer radikalen Operation zurückkehren. Eine Ursache kann sein, dass zum Zeitpunkt des Eingriffs bereits Tumorzellen frei im Blut zirkulierten oder sich in anderem Gewebe festgesetzt haben, etwa einem Lymphknoten. Viele Patienten erhalten daher die adjuvante Chemotherapie nach der Operation, um gegebenenfalls noch im Körper vorhandene Krebszellen abzutöten.

Der andere, viel näher liegende Grund, warum ein Krebs zurückkehren kann, besteht darin, dass er bei der Operation nicht komplett entfernt werden konnte. Wenn Krebszellen im Gewebe zurückblieben, ist die Wahrscheinlichkeit extrem hoch, dass der Patient einen lokalen Rückfall erleiden wird. In meinem Fall bestand das größte Problem darin, dass der Chirurg in meinem Gesicht keinen besonders großzügigen Schnitt vornehmen konnte, um sicherzugehen, dass er alle Tumorzellen erwischte. Bei einem Tumor im Darm oder in der Brust kann man das in der Regel machen, da bietet das Gewebe genügend Platz für weiträumige Resektionen. Mein Tumor saß aber in der Wange, in unmittelbarer Nähe des Auges, der Nase und der Lippen. Ein noch radikaleres Vorgehen wäre unmöglich gewesen. Das alles wusste ich ja längst, trotzdem raste es mir jetzt wieder und wieder durch den Kopf. Der pathologische Bericht ist das endgültige Urteil, er ist unfehlbar. Er entscheidet über die Zukunft.

Die gute Nachricht, meinte der Onkologe, bestehe darin, dass der tiefere Wundrand frei von Krebs war. Damit ist die innere Seite des entfernten Gewebes gemeint, die Kontakt zu weiter darunterliegenden Schichten, Muskeln und Knochen hat. Die Chirurgen hatten so tief wie möglich geschnitten, bis hinunter zum Wangenknochen, und dort war kein Krebs mehr vorhanden. Ich fragte nach den anderen Wundrändern. Er antwortete, dass zwei weitere ebenfalls frei von Krebs seien. Nicht schwer zu rechnen: Wenn es fünf Wundränder des entfernten Gewebes gab – oben, unten, links, rechts und innen – und drei in Ordnung waren, blieben noch zwei. «Was ist mit den anderen beiden?», fragte ich. Meine Stimme klang brüchig, seltsam fremd und belegt, ich hörte es selbst. Die Antwort darauf, hier in diesem Sprechzimmer, würde zeigen, ob drei Monate Chemotherapie und die radikalste Operation, die sich die Ärzte hatten vorstellen können, erfolgreich gewesen waren. Saubere Ränder ohne Krebszellen bedeuteten Erfolg, sie waren verbunden mit der Aussicht auf Heilung, auf Leben, auf eine Zukunft. Ein positiver Befund, also verbliebene Krebszellen, wären ein Misserfolg. Rückfall. Tod. Erfolg oder Fehlschlag, Heilung oder Krankheit, Leben oder Tod. Das war alles, was ich denken konnte, während ich auf die Antwort wartete. «An der einen Seite kommen die Krebszellen fast ganz an den Wundrand heran», sagte er. Das bedeutete, dass sich Krebszellen in weniger als einem Millimeter der Gewebeprobe befanden und damit wahrscheinlich auch noch in meinem Gesicht. «Der andere Wundrand ist definitiv positiv.»

Mein Onkologe hatte sich die Gewebeproben höchstpersönlich angeschaut, gemeinsam mit dem Pathologen, der ein international anerkannter Experte für diese spezielle Krebsart war und der auch die ursprüngliche Diagnose gestellt hatte. Es gab keinen Zweifel, das war das Urteil. Mir wurde schwindelig. Ich hatte das Gefühl, dass sich der Boden unter meinen Füßen öffnete. Doch damit nicht genug. Der Pathologe hatte nur sehr wenige tote Krebszellen entdeckt. Das konnte eigentlich nur heißen, dass die Chemotherapie vor der Operation – die drei Monate mit Übelkeit, Fieber, Schweißausbrüchen, Schmerzen, Appetitmangel und Energieverlust, Gefühlstaubheit, Kurzatmigkeit – für nichts und wieder nichts gewesen waren. «Positiv». Mir drehte sich alles im Kopf. Was für eine absurde Sprache.

«Positiv» bedeutet in der Medizin häufig genau das Gegenteil von dem, wofür wir es halten. Ein positiver Befund ist ein schlechter für den Patienten. Ist ein schlechter Befund für mich. «Positiv» ist furchtbar, ist schlimm, ist verheerend. Im Bruchteil einer Sekunde wurde mir klar, dass alle Ärzte hier nur aus einem Grund versammelt waren: weil wir unser Ziel nicht erreicht hatten. Wir brauchten einen neuen Plan, die Alternative zu unserem ursprünglichen Weg. Wahrscheinlich weitere Behandlungen.

Damals erfasste ich es nicht, erst im Nachhinein wurde mir klar, dass jeder im Raum genauso schockiert war wie ich. Diese Ärzte kämpften um mich, ich war ihr Kollege – aber sie kämpften vor allem um mich als Mensch. Ebenso wie sie hatte und habe ich als Arzt um meine Patienten gekämpft. Ich wollte, dass es ihnen wohlerging. Ich sorgte mich um ihr Leben und ihre Zukunft, um ihre Familien. Und diese Ärzte, meine Ärzte, die mit mir hier versammelt waren, sorgten sich um mich. Sie wirkten angespannt. Es schien, als hätten sie keine überzeugenden Antworten mehr auf Lager. Bisher hatten wir einen Plan, und das Festhalten an diesem Plan, das Vertrauen auf sein Gelingen hatte mir geholfen, all die Qualen durchzustehen, die Ungewissheit und Angst der letzten drei Monate auszuhalten. Ich hatte die Untersuchungen hinter mich gebracht, die Chemo-Termine und auch die Operation. Ich hatte all dies ohne zu zögern in Angriff genommen. Solange es einen Plan gab, stand immer der nächste Schritt bevor, es gab eine Zukunft. Keinen Plan zu haben, ist schlimm. Aber noch schlimmer ist ein gescheiterter Plan. Es ist ein niederschmetternder Schlag für die Patienten wie für die Ärzte.

Ich kenne das aus eigener Erfahrung. Die meist fortgeschrittenen Krebserkrankungen meiner Patienten sind schwer zu behandeln. Für etliche von ihnen gibt es keine wirkliche Hoffnung darauf, geheilt zu werden, und sehr, sehr viele sind gestorben. Der schwierigste Moment kommt immer dann, wenn eine Therapie nicht anschlägt, das Medikament nicht die erhoffte Wirkung erzielt. Wenn der Krebs auf eine klinische Behandlung nicht mehr reagiert oder sogar wächst, statt kleiner zu werden. Am schlimmsten ist es, wenn es dann keinen anderen Plan gibt, keinen neuen Versuch, keine weitere Behandlungsmöglichkeit mehr zur Verfügung steht. Wenn der Patient sagt: «Sie meinen also, Herr Doktor, dass Sie nichts mehr für mich tun können ...», dann komme ich mir vor wie ein Versager.

Es stimmt, wir haben in der Krebsbehandlung in den letzten Jahren sehr viele Ansätze entwickelt, um den Menschen ihr Lebensende zu erleichtern. Wir können ihre Schmerzen lindern, ihre Angst mildern. Die Palliativmedizin und die Hospizversorgung haben wirklich große und bedeutende Fortschritte gemacht, die den Patienten und ihren Familien zugutekommen. Das Ende des Lebens in dieser Art zu gestalten, setzt im Grunde unsere Arbeit als behandelnde Ärzte konsequent und kontinuierlich fort. Diese Leistungen sind beeindruckend und sehr wertvoll. Doch letztlich bleibt es dabei: Es ist nicht das, was wir wollten. Es ist das Ende des Lebens. Wir haben jedoch für das Weiterleben gekämpft. Und nicht gewonnen.

Würde es mir jetzt genauso ergehen? Sollte mein Krebs wirklich unheilbar sein? Ich war in keiner Weise dazu bereit, das zu akzeptieren. Ich war jung, hatte vier Kinder und so viele Pläne mit ihnen, für mich und meine Frau, für meine Forschungen, meine Karriere – für mein Leben! Ich wollte weiterhin da sein, hier im Leben, ich wollte mein Leben gewinnen und behalten, um jeden Preis.

Es war einer dieser Momente, in denen das eigene Leben wie ein Film vor dem inneren Auge vorbeirast. Mein Weg in die Medizin, meine Auswanderung in die USA, dass ich Krebsforscher und -arzt an einer herausragenden amerikanischen Institution würde – das alles war keineswegs vorgezeichnet. Ich stamme aus Bielefeld in Ostwestfalen, war in der Schule eher ein Streber, total konzentriert auf Musik. Ich spielte viel Klavier, solo und als Begleiter, Trompete im Posaunenchor und im Jugendorchester, außerdem sang ich im Chor. Ich war der Erste in meiner Familie, der Abitur machte und studierte. Mein Vater hatte mit 14 eine Lehre in einer Druckerei begonnen, später seinen Meister gemacht. Er musste die Familie unterstützen, nachdem sein Vater kurz nach dem Krieg relativ jung gestorben war. Meine Mutter, die Jüngste von acht Geschwistern, leitete den Chor unserer Gemeinde und spielte die Orgel.

Nach dem Gymnasium arbeitete ich während meines Zivildienstes zwei Jahre als Pflegehelfer auf der neurochirurgischen Station unseres Krankenhauses in Bielefeld-Bethel. In dieser Zeit entdeckte ich, wie viel Freude es mir bereitete, mit den Patienten zu sprechen, ihnen beizustehen und sie ein bisschen von ihren Sorgen abzulenken. Diese Erfahrungen bewogen mich, Arzt zu werden. Ursprünglich hatte ich vorgehabt, Physik zu studieren, am liebsten theoretische Physik. Ich war begeistert von Mathematik, Zahlen, Gleichungen –

vorhersagbar, unveränderlich. Das war das genaue Gegenteil vom Umgang mit Menschen. Ich war selbst überrascht, dass ich einen solch positiven Zugang zu Menschen fand, die sich von Operationen am Gehirn oder an der Wirbelsäule erholten. Es war auch meine allererste Berührung mit Schmerztherapie und palliativer Versorgung – Konzepte, die später für meine Arbeit als Krebsarzt essenziell wurden.

Letztlich brachte mich dieser menschenbezogene Aspekt in die Medizin. Daher ging ich später zum Studium an die Universität Witten/Herdecke, damals noch eine sehr junge Institution, die an neuen Konzepten für eine praxisorientierte Medizinerausbildung arbeitete. Ich gehörte zum sechsten Studienjahrgang, alles war im Aufbruch begriffen, unfertig, trotzdem prägend. Ich absolvierte Praktika, um mehr über Schmerz- und Palliativmedizin zu lernen, außerdem verbrachte ich einige Semester an der Universität in Kapstadt in Südafrika. Das war in den frühen 1990er-Jahren, als Nelson Mandela gerade aus dem Gefängnis entlassen worden und auf dem Weg war, Präsident zu werden. Die Stimmung war aufgeschlossen und optimistisch. Doch ich erlebte auch die katastrophalen Folgen von Armut, Gewalt und Aids. Hier lernte ich, mich ganz und gar auf den Patienten zu konzentrieren, auf seine Krankheit und sein Leiden. Und nicht aufzugeben, auch wenn die Probleme schier unüberwindbar wirkten.

Trotz der späteren klinischen, patientenorientierten Praxis war ich weiterhin von Zahlen und generell wissenschaftlichem Arbeiten fasziniert. In den Pharmaziekursen während des Studiums konnte ich dieses Interesse ausleben. Ich wollte unbedingt erfahren, wie Arzneimittel vom Stoffwechsel verarbeitet werden, wie sie wirken, wie der Körper sie ausscheidet. Letztlich führte mich diese Begeisterung nach Boston, wo ich die Möglichkeit bekam, in einer Forschungsgruppe am Brigham and Women's Hospital zu arbeiten. Es ist eins der Lehrkrankenhäuser der Harvard Medical School. Die Forschungsgruppe beschäftigte sich vor allem mit der Funktion der Leber bei der Verstoffwechselung von Medikamenten und körpereigenen Restprodukten. Geplant war, dass ich ein Jahr bleiben sollte, bestimmte Verfahren kennenlernte und dann nach Deutschland zurückkehrte. Es kam anders. Ich verlängerte meinen Forschungsaufenthalt um ein weiteres Jahr. Mir gefiel es, eine neue Stadt, eine andere Kultur zu erleben. Aber mehr noch faszinierten mich die spannenden Aufgaben in meinem Forschungslabor, die Unterschiede zwischen dem amerikanischen und deutschen Gesundheitssystem.

Nach Deutschland kehrte ich nur zurück, um mein Studium zu beenden und danach meine Jugendfreundin Helle zu heiraten. Kurz darauf zogen Helle und ich gemeinsam nach Boston. Ich wollte die Forschungsarbeit intensivieren und außerdem die Ausbildung zum Facharzt beginnen. Helle, die in Deutschland in Kunstgeschichte promoviert worden war, orientierte sich nun um und nahm ein Jurastudium auf. Was wir ursprünglich unseren Familien als einen begrenzten Aufenthalt zur Vertiefung unserer Kenntnisse und als Ausbildungschance dargestellt hatten, entpuppte sich nach einer Weile als etwas vollkommen anderes: Wir würden unser Leben in den USA verbringen.

Ich absolvierte sowohl meine akademische als auch meine klinische Ausbildung in Boston, zunächst als Internist, dann als Onkologe und Gastroenterologe. Zur Onkologie kam ich durch eindrückliche Erfahrungen während meiner allgemeinen Internistenausbildung. Sie begann ausgerechnet auf der Station für Knochenmarktransplantation. Die Atmosphäre

dort war seltsam, ein wenig surreal wegen der strikten Isola-
tion, der die Patienten mit einer akuten Leukämie unterwor-
fen waren. Eines Abends saß ich am Bett von Susan, einer
jungen Lehrerin und Mutter von drei Mädchen. Wir sprachen
über ihre Familie, über ihre Angst vor dem Sterben, die Furcht
vor der Behandlung und ihre Entschlossenheit, um jeden
Preis am Leben zu bleiben. In dieser Nacht wurde mir klar,
dass es genau das war, was ich wollte: Patienten in ihrer existenziellen Bedrohung beizustehen und ihnen dabei zu helfen,
den Kampf zu gewinnen. Noch heute denke ich oft an diesen
einen entscheidenden Nachtdienst, die Begegnung mit Susan, einer Patientin in Not, die meine ganze weitere berufliche
Laufbahn prägte.

# NIEMANDSLAND

Jetzt, hier, in der Gegenwart, musste ich meinen eigenen Kampf gewinnen. Nun stand ich vor der versammelten Kompetenz der Onkologen, Chirurgen und Strahlentherapeuten. Gerade hatte ich selbst die Nachricht erhalten, dass wir keinen Erfolg gehabt hatten, die Mühen der Kollegen und meine Qualen während der Chemotherapie und Operation vergebens waren. «Was machen wir jetzt? Was bedeutet das?», fragte ich in die Runde meiner Ärzte. Für einen Fall wie meinen gab es keinen Masterplan, kein traditionelles, erprobtes Therapieschema. Es standen zwar mehrere Möglichkeiten zur Verfügung, alle mit gravierenden Nebenwirkungen, aber keine mit Erfolgsgarantie. Die Vorschläge, die die Ärzte präsentierten, basierten auf den individuellen Erfahrungen, die sie in ihrem Fach gemacht hatten. Eine Option bestand darin, eine weitere Operation durchzuführen und dabei zu versuchen, nochmals ungefähr einen halben Zentimeter Gewebe über das bisherige Operationsfeld hinaus zu entfernen. Doch damit müssten die Chirurgen sehr nah an mein Augenlid heran. Wie weit sollte man gehen? Das Augenlid zu beschädigen oder gar zu zerstören, hätte mittel- und langfristig gravierende Folgen. Die Tränenkanäle könnten in Mitleidenschaft gezogen werden, es könnte zu Austrocknung, zu Blindheit oder sogar zum Verlust des Auges kommen.

Eine weitere Operation würde auch die wirklich guten bisherigen Ergebnisse des plastischen Chirurgen zunichtemachen. Darüber hinaus müssten wir die Strategie für die Rekonstruktion meines Gesichts komplett ändern: Statt zu einer Hautverschiebung würde es dann zu einer richtigen Transplantation kommen. Haut würde einer Körperstelle, etwa dem Rücken, entnommen und im Gesicht wieder eingesetzt. Das Risiko, dass sich der Wundheilungsprozess verzögerte oder eine Infektion eintrat, war nicht gering. Mehr Schmerzen, mehr Probleme. Wahrscheinlich eine deutliche ästhetische Beeinträchtigung meines Gesichts. Eingeschränkte Funktionen. Und bis vor einer halben Stunde hatte ich noch gedacht, dass alles erledigt wäre, das Leiden hinter mir und die Zukunft vor mir läge.

Dennoch lautete meine spontane Antwort, noch ehe mögliche Alternativen überhaupt zur Sprache gekommen waren: «Klar, lasst uns das machen.» Bei meinen Patienten hatte ich eine solche Reaktion schon oft beobachtet: «Doktor, ich bin zu allem bereit, Hauptsache, ich werde gesund. Ich ertrage alles, wenn es zum Ziel führt.» Krebspatienten wollen überleben, egal was es sie kostet. Sogar potenziell tödliche Nebenwirkungen nehmen sie in Kauf. Aber letztlich ist der Ausgang ungewiss. Dass die eine Therapie schmerzhafter ist als eine andere, sagt nichts über ihre Chance auf Erfolg aus.

Eine Alternative, die wir schließlich doch besprachen, war die Bestrahlung. Nachdem die Chirurgen erläutert hatten, warum und wie sie mehr von meinem Gesicht wegschneiden würden, meldete sich der Strahlenonkologe Phillip Devlin zu Wort: «Ein Angiosarkom ist teuflisch schwer zu behandeln, das weiß ich aus Erfahrung. Aber ich kann mich um diese verbliebenen Krebszellen in deinem Körper kümmern. Ich kann dich heilen.»

Ich muss zugeben: Ganz so hat er es nicht gesagt. Er benutzte nicht das Wort «heilen», wovor die meisten Onkologen ja zurückschrecken. Er sagte: «Wir können eine dauerhafte lokale Kontrolle erreichen.» Das bedeutete, dass er den Krebs für eine hoffentlich längere Zeit daran hindern könnte, wieder aufzutreten. Für mich klang das nach «heilen».

Die Strahlentherapie fußt auf der Erkenntnis, dass radioaktive Strahlen die DNA in Krebszellen, die sich schnell teilen, beschädigen und diese zum Zelltod oder Wachstumsstopp bringen. Wegen der aktiven Zellteilung sind Krebszellen deutlich empfindlicher und eher abzutöten als normale Zellen, die keine aktive Zellteilung aufweisen. Phillip plante, die Haut auf meiner rechten Gesichtshälfte einer Bestrahlung mit sogenannten Beta-Strahlen zu unterziehen. Das sind Strahlen, die eine hohe Energie haben und so alle Krebszellen zerstören könnten, die möglicherweise noch vorhanden waren. Im Gewebe werden diese Strahlen schnell abgebremst, sie wirken deshalb vor allem direkt in der Haut.

Interessanterweise war ich mit dieser Theorie gut vertraut, weil einer meiner Professoren im Medizinstudium in Deutschland zu den Gründungsvätern der modernen Strahlentherapie gehörte. Die physikalischen Vorgänge faszinierten mich ebenfalls, ich hatte ja erwogen, Physiker zu werden, bevor ich mich für die Medizin entschied. Trotzdem erschien mir in dem Moment eine Operation besser, einfach weil das Ergebnis radikaler erschien. Konnte es tatsächlich sein, dass ich genauso wie meine Patienten das Messer des Chirurgen für wirksamer hielt, nur weil man das Ergebnis besser sehen konnte als die unsichtbaren Strahlen? Das war ein wirklich seltsamer Gedanke für einen Fachmann, das merkte ich selbst.

Als die Kollegen ihre Vorschläge unterbreiteten, wurde klar, dass meine Behandlung in einem wissenschaftlichen und medizinischen Niemandsland stattfinden würde, wegen der Seltenheit meines Krebses konnte keiner mit absoluter Sicherheit sagen, welcher Weg der beste ist. Für häufig auftretende Krebserkrankungen, etwa der Brust, der Prostata oder des Darms, gibt es mittlerweile Behandlungsalgorithmen, erarbeitet von Expertengremien, mit denen man jedes Stadium und jede Besonderheit erfassen und entsprechend handeln kann. Selbst schwerwiegende Entscheidungen sind dadurch wissenschaftlich fundierter zu treffen und besser nachvollziehbar. Sowohl die Ärzte als auch die Patienten können auf einen Erfahrungsschatz zurückgreifen, der über Hunderttausende, wenn nicht Millionen von Behandlungen aufgebaut wurde. Damit wird dann auch die Behandlung in den verschiedenen Zentren und Praxen, unabhängig von der Region oder der Nähe zu einer Universitätsklinik, standardisiert und vergleichbar.

Aber was passiert, wenn es keine Standards gibt, keine relevante Erfahrung? Wir geraten oft in solche Situationen, trotz zahlreicher Studien und großer Datenmengen, über die wir verfügen. Letztlich muss man jeden Patienten individuell sehen, mit den – manchmal nur kleinen – Unterschieden in der persönlichen körperlichen Verfassung, der Lebensgeschichte und der Reaktion auf die Behandlung. Der Onkologe muss Farbe bekennen und dem Patienten die Ungewissheit eingestehen, ohne dass dieser das Vertrauen verliert. Es ist eine schwierige Situation. Eine zentrale Frage, die mir oft gestellt wird, lautet: «Wie würden Sie Ihre Mutter, Ihre Frau, Ihr Kind behandeln?» Mich so um die Patienten zu kümmern, als wären sie Familienmitglieder, das ist der Kern dessen, was ich im Laufe meiner Ausbildung gelernt habe und was ich weiterhin tun möchte, jeden Tag.

Meine Ärzte behandelten mich nicht wie einen Arbeitskollegen, sondern eher wie einen Freund oder ein Familienmitglied. Dennoch stellten wir in diesem Treffen an dem Abend keinen Therapieplan auf, und ganz plötzlich war die Besprechung zu Ende. Es war Ende Mai, und die meisten meiner Kollegen mussten direkt zum Flughafen, um nach Chicago zu fliegen, wo 2013 die größte Krebskonferenz der amerikanischen Onkologengesellschaft stattfand, wie in jedem Frühjahr. Meine Ärzte hatten unter anderem vor, dort weitere Spezialisten für meinen Fall zu Rate zu ziehen, sodass wir zusätzliche internationale und fachübergreifende Expertise nutzen könnten. Es war eine große Chance – dennoch war ich wütend, dass ich ohne einen konkreten Behandlungsplan zurückblieb. Dazu kam, dass Helle sofort wegmusste, um unsere Jüngste zum Fußballtraining zu fahren. Niemand hatte damit gerechnet, dass diese Besprechung mehr als zwei Stunden dauern würde.

So war ich auf einmal mutterseelenallein. Allein mit den positiven Wundrändern, allein mit meiner Angst. Während ich darauf wartete, dass Helle zurückkehrte, wanderte ich durch das medizinische Zentrum von Longwood, an den Kliniken der Harvard Medical School vorbei, an denen ich zwanzig Jahre studiert und gearbeitet hatte, wo ich unzählige Leute kannte. Jedes dieser Klinikgebäude war mir vertraut. Hier hatte ich unzählige Nachtdienste verbracht, Patientengespräche geführt, Forschungsexperimente geplant. In der Bibliothek hatte ich für Examina gelernt, in den Hörsälen Vorträge und Vorlesungen gehalten. Hier gehörte ich hin, hier fand mein Arbeitsleben statt, jeden Tag. Doch jetzt war alles anders. Ich war auf einmal nicht mehr Teil dieser Gemeinschaft. Obwohl es ein milder Abend spät im Mai war, fror ich. Die Wundränder waren positiv, meine Behandlung schien gescheitert, und ich war es ebenso. Es gab in diesem Klinikzentrum keine Zukunft mehr für mich als Arzt – es gab offenbar überhaupt keine Zukunft mehr für mich, für mein Leben.

Wie schon in anderen Situationen färbte meine emotionale Erschütterung auf meine Wahrnehmung ab und ließ mich alles in schwärzestem Schwarz sehen. Ich fühlte mich von aller Welt verlassen. Doch so war es ja gar nicht. Meine Ärzte dachten intensiv und sorgfältig über die bestmögliche Therapie für mich nach und würden weitere Kollegen zu Rate ziehen. Helle hatte Thalia beim Training abgesetzt und war bereits auf dem Rückweg, um mich abzuholen. Also war alles so, wie man es sich in dieser Situation nicht besser wünschen konnte. Ich sollte dankbar sein, hoffnungsfroh. Doch an diesem Abend war ich dazu nicht in der Lage. Ich konnte einfach keine Zuversicht aufbringen. Ich hatte keinen Plan, sah keinen Weg und würde allem Anschein nach keine Zukunft haben. Es war die einsamste und elendste Stunde meines ganzen Lebens.

Wie viel sehen wir Ärzte eigentlich von der Einsamkeit unserer Patienten, von ihrer Angst und Verzweiflung? Ich habe mich immer für einen mitfühlenden Arzt gehalten, für einen, der Empathie zeigt und auf die Sorgen und Bedürfnisse der ihm Anvertrauten eingeht. Ich versuche, stets für meine Patienten da zu sein, auch außerhalb meines Dienstes in der Klinik. Mein Pager ist immer in Bereitschaft, und viele meiner Patienten haben meine Mobilnummer. Doch letztlich habe ich keinen blassen Schimmer davon, wie oft sie sich einsam und verstoßen fühlen und mutlos sind, so wie ich damals. Das, was wir von den Emotionen der Patienten wahrnehmen, ist nur die Spitze des Eisbergs. Von ihren dunklen Gefühlen ahnen wir oft nichts. Dass sie ihre innersten Regungen für sich behalten, kann ich aufgrund meiner eigenen Erfahrung inzwischen gut nachvollziehen. Auch ich wollte meine Ärzte nicht mit meinen Ängsten, meinen Sorgen und Nöten belasten. Nicht unbedingt aus Rücksicht ihnen gegenüber. Nein, schlichtweg aus Eigeninteresse. Ich wollte sie durch nichts in der Welt davon abhalten, sich auf das wichtigste Ziel zu konzentrieren: meinen Krebs zu heilen und mich am Leben zu erhalten.

Das Gefühl der Verlassenheit ist keine psychische Schwäche, die den einen ergreift und den anderen verschont. Dieses Gefühl ist Teil der Krankheit. Und es ist lebenswichtig, dagegen anzugehen. Als Patient muss ich davon überzeugt sein, dass jemand da ist, der hilft und zuhört. Nur dann entwickele ich genügend Energie, um weiterzumachen und durchzuhalten. Aber es ist schwer, und man schafft es nicht allein.

Auch wenn mich das Gefühl der Einsamkeit überwältigte: Es trog, ich war ja gar nicht allein. Es ging weiter, weil sich die Menschen um mich herum intensiv bemühten. Wie so häufig bei meiner Erkrankung gab es jedoch keine klare Entweder-oder-Entscheidung, nichts, was in Leitlinien oder Forschungsberichten stand. Ich wartete auf die Einsichten, die meine Ärzte von ihren Diskussionen auf dem Kongress mitbringen würden. Gerade deshalb erschien es mir am besten, auch jetzt wieder offen und direkt über meine Situation zu sprechen, und zwar mit möglichst vielen Menschen. «Das Gewebe ist positiv, ich benötige weitere Therapien, aber ich weiß nicht, welche die beste ist», erklärte ich meinen Kollegen und Freunden, um eine Diskussion anzustoßen. Es fühlte sich gut an, offen zu sein. Es war gut, mein Elend zu teilen und dafür Zuneigung und Rat zu erhalten. Vielleicht ist «gut» ein bisschen zu positiv. Für meine Gegenüber war das sicher nicht immer ganz einfach, aber ich war überzeugt davon, dass ich keine andere Wahl hatte.

Eine Freundin brach sofort in Tränen aus, als ich ihr von dem pathologischen Befund nach der Operation erzählte. Tränen, die ich nicht hatte und auch in Zukunft nicht vergießen würde. Vielleicht aber war ihre Erschütterung die einzig angemessene Reaktion auf den Befund, der die in den Studien berichtete Überlebenschance von vier Prozent zu bestätigen schien. Aber ich sah es anders. Wieder schob ich, den seit jeher Mathematik, Zahlen und Gleichungen fasziniert hatten, genau jene Zahlen und Statistiken beiseite und konzentrierte mich auf die Kompetenz meiner Freunde und Kollegen. Ich führte zahllose Gespräche mit ihnen, und wir wendeten jedes Argument für das eine oder gegen das andere Vorgehen x-mal hin und her. Schließlich trat genau das ein, was ich mir erhofft hatte. Ich gewann Klarheit darüber, welche Optionen es überhaupt gab. Wie schon gesagt, waren es genau zwei: entweder weitere Operationen mit voraussichtlich folgender Bestrahlung oder ausschließlich Bestrahlung. Die Dinge beim Namen zu nennen, erleichterte mich enorm. Ratschläge und Ideen von Freunden zu bekommen, denen ich vertraute, half mir. Die verschiedenen Szenarien durchzuspielen, machte mich sicherer. Letztlich entschieden wir uns gemeinsam gegen eine weitere Operation und für die Bestrahlung. Sie sollte schnellstmöglich beginnen, sobald die Operationswunden halbwegs verheilt waren. Das wäre dann hoffentlich der Abschluss der Behandlung.

Warum wählte ich diese Option und nicht die andere? Wissenschaftlich begründen konnte ich es nicht. Das wenige Datenmaterial, das es zu meiner Erkrankung gab, sprach weder eindeutig zugunsten der einen noch der anderen Methode. Dennoch war es von meiner Warte aus eine naheliegende Entscheidung. Ich war einfach erschöpft von der letzten Operation, ich konnte nicht mehr. Bei der ersten Diagnose hatte ich mich sekundenschnell für den Behandlungsplan entschieden, ohne zu zögern, ohne Angst und Zweifel, absolut überzeugt. Auch bei der Besprechung nach der Operation hatte ich zunächst nur über eine erneute Operation nachdenken können. Doch tief in mir war ich müde von all dem, was ich schon hinter mir hatte. Ich fürchtete mich vor dem Moment, in dem ich wieder aus der Narkose erwachen und den Schmerz fühlen würde. Nicht mal vorstellen konnte und wollte ich mir ein Leben mit einem noch stärker versehrten, verzerrten Gesicht, noch weiter eingeschränkten Funktionen. Dass ich mit meiner Entscheidung für die Bestrahlung nicht den «leichteren» Weg gewählt hatte – das sollte sich erst später herausstellen.

Heute kann ich die Patienten, die therapiemüde sind, viel besser verstehen. Sie kapitulieren nicht, sie sind nicht feige oder wollen sich drücken. Sie haben ganz einfach keine Energie und keinen Willen mehr. Als Onkologen müssen wir diese Müdigkeit erkennen und oft auch akzeptieren, besonders wenn es sich um Patienten mit fortgeschrittenem, unheilbarem Krebs handelt. Wir müssen das vor allem dann bedenken, wenn wir noch eine Therapie anbieten oder einen klinischen Versuch anpreisen könnten, die Aussichten auf Verbesserung oder gar Heilung allerdings selbst bei optimistischer Betrachtung äußerst gering sind. Wir Ärzte suchen immer nach weiteren Behandlungsmöglichkeiten, und wenn wir eine sehen, dann präsentieren wir sie oft. Doch ich glaube, dass wir manchmal die Zeichen übersehen, mit denen uns die Patienten – oft ohne Worte – zu verstehen geben wollen, dass sie einfach nicht mehr weitermachen können.

Ich traf die Entscheidung für meine Behandlung letztlich auch aufgrund meiner Therapiemüdigkeit. Mein Behandlungsteam lieferte im Nachhinein die rationale Begründung dafür. Jeden Einzelnen könnte ich umarmen, so dankbar bin ich ihnen dafür.

## MIT FEUER GEGEN
## DEN KREBS

Viele Krebsarten werden mit Strahlentherapie behandelt. Sie wird sogar schon länger eingesetzt als Chemotherapie. Wilhelm Conrad Röntgen entdeckte 1895 die später nach ihm benannten Strahlen, und ein Jahr darauf erkannten Henri Becquerel, Marie und Pierre Curie das Potenzial der Radioaktivität. Seit ihren Anfängen wurde diese Therapieform immer weiter verbessert. Man geht heute vorsichtiger mit den Dosierungen um, und die bildgebenden Verfahren helfen dabei, diese Dosen noch genauer an ihr Ziel zu bringen. Natürlich wusste ich, welche Auswirkungen eine Strahlenbehandlung haben kann, ich hatte es ja bei etlichen meiner eigenen Patienten gesehen. In meinem Fachgebiet setzt man Bestrahlung oft schon vor einer Operation ein, um den Tumor zu verkleinern und so die Chancen einer OP zu erhöhen, etwa beim Speiseröhrenkrebs oder Mastdarmkarzinom. Bei Patienten mit Bauchspeicheldrüsenkrebs, die zunächst oft noch nicht einmal als operabel gelten, bestrahlen wir jetzt ebenfalls, um durch das erhoffte Schrumpfen des Tumors den Eingriff zu ermöglichen. Wir setzen Strahlentherapie routinemäßig ein, manchmal auch notgedrungen, wenn Metastasen die Knochen, das Rückenmark oder das Gehirn befallen haben. Ich hatte oft mit meinen Kollegen aus der Radiologie zusammengesessen, wenn wir die Behandlung meiner Patienten besprachen. Das Problem einer Bestrahlung ist, dass sie auch viele gesunde Körperzellen töten kann, nicht nur Krebszellen. Mir waren die Abwägungen also durchaus geläufig. Doch erst als meine eigene Bestrahlung begann, erfasste ich, was das bedeutet und welche Wucht diese Behandlungsmethode entfaltet.

Zwar gibt es in der Empfindlichkeit von gesundem und von Krebsgewebe gegenüber der Strahlentherapie Unterschiede, doch letztlich werden durch die Bestrahlung Zellen getötet, egal ob gesund oder krank. Das anspruchsvolle Ziel der Mediziner besteht darin, eine Strahlendosis zu ermitteln, die einerseits so hoch ist, dass sie den Krebs tötet, andererseits aber so niedrig, dass sie das umliegende Gewebe möglichst wenig schädigt. Je nach Bestrahlungsart wird das Gewebe in unterschiedlichem Maße durchdrungen. Trotz aller Fortschritte, die wir seit Röntgen, Becquerel und dem Ehepaar Curie erzielt haben, gilt für die Bestrahlung genau dasselbe wie für die Operation und die Chemotherapie: Um eine echte Chance, eine wirkliche Hoffnung auf Heilung zu haben, muss man sehr starke, oft extreme Nebenwirkungen in Kauf nehmen. Meiner Meinung nach haben die Strahlentherapeuten häufig einen äußerst anstrengenden Job: Vor ihnen befindet sich ein Patient, der sich einigermaßen gut fühlt. Daher setzen sie eine hohe Dosis fest, die aber häufig grausamen Schmerz und anhaltendes Unwohlsein verursacht. Den Patienten keinen Schaden zuzufügen – das versprechen wir Ärzte, wenn wir den Eid des Hippokrates ablegen. Bei der Krebsbestrahlung bedeutet das jedoch meistens: so viel Schaden zufügen, wie der Patient gerade noch erträgt, um den Krebs auszuschalten.

Bei mir würde der Schaden beträchtlich sein, das stand von vornherein fest. Mein Radioonkologe wählte ein ziemlich beunruhigendes Bild, um mir die Dimensionen der zu erwartenden Nebenwirkungen zu verdeutlichen: «Ich werde dich bis an den Rand der Klippe führen. Dann fasse ich dich an den Knöcheln und lasse dich über dem Abgrund baumeln. Und dann ... dann hole ich dich zurück und bringe dich in Sicherheit. Dir bleibt nichts anderes übrig, als mir zu vertrauen.»

Im Grunde brachte er damit nicht nur das Wesen der Bestrahlung auf den Punkt, sondern das meiner gesamten Therapie. Wir, meine Ärzte und ich, wählten den brutalen Weg. Er brachte mich tatsächlich an den Rand der Klippe, physisch und psychisch, und ich schaute in den Abgrund. Es gab Augenblicke, lang und quälend, da war ich mir nicht sicher, ob mich noch irgendjemand festhielt oder ob ich schon im freien Fall war. Bis ich es selbst erlebte, konnte ich nur ahnen, aber nicht wirklich erfassen, wie sich meine Patienten fühlen mussten, wenn sie eine aggressive Therapie durchliefen. Mir war das Ausmaß der Belastung, um nicht zu sagen das Martyrium, bis dahin nicht klar gewesen. Und nun blickte ich selbst in den Abgrund, baumelte über ihm.

Die Brutalität der Bestrahlung war in vielerlei Hinsicht der Höhepunkt der Tortur der gesamten Therapiesequenz: Während der Chemotherapie verlor ich meinen Appetit, den Tastsinn in Fingern und Zehen sowie einen Teil der Lungenfunktion. Durch die Operation verlor ich mein Gesicht – zumindest sah es zu Beginn so aus. Sie veränderte mein Aussehen, meine Mimik und schränkte meine Empfindungsfähigkeit ein. Die Bestrahlung aber verbrannte mein Gesicht, meinen Mund, meine Kopfhaut. Nachts saß ich hellwach und doch gleichzeitig wie betäubt am Küchentisch, ich konnte nicht eine Sekunde Schlaf finden, der Schmerz und die Erschöpfung waren zu heftig. Die Tränen liefen mir übers Gesicht und mischten sich mit dem Blut, das aus der verbrannten Haut sickerte. Oft dachte ich, dass ich am Ende sei und aufgeben müsse. Doch am Schluss war nicht ich es, der aufgab und sich zurückzog – es war der Krebs. Ich überlebte. Ich blieb am Leben, als Teil meiner Familie. Der Behandlungszeitraum war bei der Chemotherapie zwar am längsten, mit ihren immer stärker werdenden Nebenwirkungen brachte sie mir bei, was es heißt, ein Krebspatient zu sein. Rasch und schmerzhaft war im Gegensatz dazu die Operation. Die Bestrahlung aber war am schlimmsten, sie war äußerst quälend und in ihren Auswirkungen extrem. Aber immerhin, es war zum Glück der letzte geplante Behandlungsschritt, der mich wieder gesund machen würde, so konnte ich inzwischen wieder hoffen.

Der Tumor sollte mit einer möglichst präzisen Dosis bestrahlt werden, die über dem gesamten Behandlungsgebiet gleichbleiben musste. Diese Bedingungen kann man leicht nachvollziehen. Die praktische Umsetzung ist allerdings äußerst schwierig. Die Betastrahlung, die mein Radiologe für mich vorgesehen hatte, wurde von einer Kobaltquelle erzeugt, einem radioaktiven Metall.

Bei den meisten Krebsarten erfolgt die Bestrahlung über mehrere Tage oder Wochen. Man nennt das «fraktionierte Behandlung», bei der die gesamte Strahlendosis in kleinere Einheiten aufgeteilt wird. Nicht alle Krebszellen teilen sich zum selben Zeitpunkt. Streckt man die Bestrahlung über mehrere Tage oder Wochen, erhöht man die Chance, dass man alle Krebszellen nacheinander in dieser verwundbaren Phase des Zellzyklus erwischt. Abgesehen davon: Würde man die Gesamtdosis auf einen Schlag verabreichen, würde es das umliegende Gewebe nicht aushalten.

Die Auswirkungen einer Bestrahlung machen sich anfangs

kaum bemerkbar, steigern sich aber von Mal zu Mal. Bei meiner ersten Behandlung erhielt ich siebzehn Dosen, verteilt über fünf Wochen. Wir konnten mit dieser Einteilung Feiertage berücksichtigen und auch meinen allgemeinen Zustand. Die einzelne Strahlentherapie dauert eigentlich vierzig Minuten, aber die ganze Prozedur zog sich oft über anderthalb Stunden hin. Mein Strahlentherapeut Phillip Devlin hatte eine Bestrahlungszone berechnet, die jeweils sieben Zentimeter um das Feld des ursprünglichen Tumors hinaus abdeckte. Diese Zone erfasste meine gesamte rechte Gesichtshälfte, den inneren Teil meiner linken Gesichtshälfte, die Stirn, die rechte Schläfe und die kritischen Bereiche – das rechte obere und das untere Augenlid. Mein Bestrahlungsteam konstruierte eine präzise Maske meines Gesichts. Mehrere Kunststoffröhrchen führten von dem Bestrahlungsgerät in die Maske. In diesen Röhrchen würde die radioaktive Strahlenquelle positioniert, eine genau definierte Zeit lang an einer Stelle bleiben und dann zur nächsten Position weitergeschoben werden. Dass man überhaupt die stets gleichbleibenden Dosen berechnen konnte, verdankten wir, wie mein Strahlenonkologe ausführte, «einer Soft- und Hardware, mit der auch die letzten Star-Wars-Filme hätten animiert werden können». Ermutigend! Wenn es gut für Hollywood war, dann würde es sicher auch für mich reichen, dachte ich mir.

Ich legte mich also jedes Mal auf den Behandlungstisch, man setzte mir die Maske auf und fixierte mein Gesicht mit straff sitzenden Gurten, sodass ich mich an jedem einzelnen Behandlungstag in genau derselben Position befand und die Strahlen immer auf exakt dieselbe Stelle trafen. Um mein rechtes Auge abzuschirmen, aber die Augenlider den Strahlen zugänglich zu machen, wurde ein Schutzschild aus Blei unter meine Augenlider geschoben und direkt auf der Hornhaut positioniert. Das linke Auge wurde ebenfalls mit einem solchen Schutzschild versehen, es lag allerdings über den Augenlidern, was die Sache vereinfachte.

Das Schutzschild zwischen dem rechten Auge und dem Lid zu platzieren, das war schrecklich, eine regelrechte Folter. Ober- und Unterlid mussten sich nämlich über dem Bleischild schließen. Um mir das Ganze ein bisschen zu erleichtern, träufelte man mir Betäubungstropfen ins Auge. Sie hatten allerdings den Nachteil, dass sie ziemlich brannten. Keine Wirkung ohne Nebenwirkung. Ich fragte, ob ich sie mir selbst verabreichen könnte, um wenigstens ein bisschen Kontrolle wiederzugewinnen. Ich erinnere mich an dieses Brennen vor allem aus der ersten Woche. Damals dachte ich noch, das sei das Schlimmste an der Bestrahlung.

Notgedrungen ist der Patient allein, während er bestrahlt wird. Die Mitglieder des Teams stehen nur wenige Schritte entfernt, hinter verbleiten Wänden und Fenstern. Außerdem gibt es im Raum Überwachungskameras. Falls etwas passiert, kann das Pflegepersonal sofort hereinkommen. Ich wusste das natürlich. Dennoch: In dem Behandlungsraum selbst lag ich allein, es gab niemanden außer mir. Nur ich und das Gerät. Es war wirklich unheimlich, wie ich da lag, festgeschnallt auf einem Tisch, die Augen geschlossen und mit Blei abgeschirmt, die Maske auf dem Gesicht. Ich konnte das Surren des Bestrahlungsgeräts hören, wenn die radioaktive Kobaltquelle an einem Draht ferngesteuert von einer Position zur nächsten wechselte. Um mich abzulenken, zählte ich die verschiedenen Positionen, die diese Kobaltprobe einnahm. Ich meinte spüren zu können, welche Stelle gerade bestrahlt wurde, weil es sich dort wärmer anfühlte als anderswo. Ich hätte schwören können, dass ich die Photonen als weiße Blitze auf meiner Netzhaut wahrnahm, obwohl Phillip kategorisch ausschloss, dass die Strahlen das Bleischild vor meiner Augenhornhaut durchdringen könnten.

Das sollte also die Heilung bringen: eine sterile, unpersönliche Behandlung wie aus einer Science-Fiction-Welt. Manchmal hörte ich Musik oder irgendetwas anderes, was dabei helfen konnte, dass die Zeit schneller vorüberging. Anfangs war die Situation nur unbequem und ein wenig gruselig. Aber nach einer Weile, als die Nebenwirkungen stärker wurden, fing ich an, mich mehr und mehr vor der Behandlung zu fürchten. Ich würde sogar sagen: Ich empfand eine erschütternde, lähmende Angst.

Nach ungefähr einer Woche Bestrahlung konnte ich keine feste Nahrung mehr zu mir nehmen. Ich kann mich ganz genau an den Moment erinnern, an dem es so weit war. Es war der zwölfte Geburtstag meiner ältesten Tochter Lavinia. Sie hatte ein paar Freunde zu einer Feier bei uns zu Hause eingeladen. Helle und ich wollten unbedingt, dass das Leben für die Kinder auch während meiner Behandlung so normal wie möglich weiterlief. Also sollten sie auch eine Geburtstagsparty feiern können. Es war nichts Besonderes geplant, kein Riesenprogramm. Zum Schluss gab es Pizza und Saft. Ich griff nach einem übrig gebliebenen Stück Pizza und steckte es mir in den Mund – und erstarrte, weil es sich anfühlte, als hätte ich auf eine Rasierklinge gebissen, scharf und schneidend. Der Schmerz war grausam, ein Schwall Blut sammelte sich in meinem Mund. Offenbar hatte die Bestrahlung die Mundschleimhaut komplett aufgelöst. Sie gehört zu den sehr empfindlichen Geweben des Körpers, dementsprechend leidet sie besonders unter einer Bestrahlung. Technisch gesehen hätte das allerdings nicht passieren können. Die Bestrahlung war bis auf maximal fünf Millimeter unter der Hautoberfläche ausgelegt. Insofern war es seltsam, dass ein Stück Pizza mich derart zum Bluten brachte.

Nach einigen Untersuchungen wurde klar, wo das Problem lag. Es waren meine Zähne, besser gesagt die zahlreichen Reparaturen, die in meiner Jugend daran durchgeführt worden waren. Meine vielen Goldkronen und Plomben sind nicht untypisch für jemanden, der in den 1970ern in Deutschland heranwuchs, wo es kein Fluorid im Trinkwasser gab. Das Gold «fing» in meinem Mund die radioaktiven Strahlen ab und generierte dabei sogenannte Bremsstrahlung, eine weitere Form radioaktiver, hochenergetischer Strahlung. Diese Strahlen schwirrten nun weiter in meinem Mund umher und schädigten dabei das Zahnfleisch und die Schleimhaut. Die Folge waren schmerzhafte Entzündungen. Was relativ harmlos klingt, wie der Stoff aus einem Lehrbuch für Medizinstudenten, fühlte sich in meiner Wirklichkeit an, als ob ich Glasscherben essen würde oder höllenscharfe Chilischoten, die ich nicht ausspucken konnte.

Die Pizza auf der Geburtstagsparty meiner Tochter markierte erst den Anfang. Sechs Wochen lang konnte ich kein festes Essen mehr zu mir nehmen. Dazu kam, dass sich nicht nur meine Mundhöhle entzündete, sondern auch die Gesichtshaut durch die Bestrahlung massiv geschädigt wurde. Man stellt es sich am besten so vor: Nach einer Reihe von Sonnenbränden ist die Haut tiefrot und blasenübersät – und in dieser Verfassung geht man dann noch mal in die pralle Sonne. Und dann noch mal. Und noch mal. Meine Haut wurde heiß, entzündete sich und begann zu nässen. Für einen Horrorfilm wäre ich die Idealbesetzung gewesen.

Mitten in diesem Inferno kam mein Freund Christoph aus Deutschland zu Besuch. Wir kannten uns aus dem gemeinsamen Medizinstudium, hatten uns damals rasch angefreundet. Ich wurde sein Trauzeuge, und seine Frau war Helles Trauzeugin. Christoph ist ein versierter Arzt und ein glänzender Akademiker, der in Europa, Südafrika und den Vereinigten Staaten ausgebildet wurde und gearbeitet hat. Sein Spezialgebiet ist die Behandlung von Patienten mit multiresistenter Tuberkulose. Als er bei uns ankam, warf er nur einen Blick auf mein Gesicht, wandte sich zu Helle und sagte: «Ich nehme die Jungs mit, sie können nicht hierbleiben. Sie kommen mit uns in den Urlaub nach Schweden.» Innerhalb von zwei Stunden hatten Helle und Christoph die Tickets gebucht, und am nächsten Tag gingen Felix und Leander, damals sieben und neun Jahre alt, mit ihm und seiner Familie auf Reisen.

Ebenso wenig wie andere Krebspatienten waren auch wir nicht auf die Begleiterscheinungen der Therapie vorbereitet, und schon gar nicht darauf, wie sie auf die Kinder wirken mussten. Als das Schuljahr zu Ende war, nahmen sie zunächst an einem täglichen Ferienprogramm der Stadt teil, aber das war nichts auf Dauer. Für die Mädchen hatten wir bald eine Lösung gefunden, wir schickten sie nach Deutschland, Lavinia zu ihrer Freundin nach Würzburg, Thalia zu ihrer Großmutter nach Bielefeld. Um mehr als ein Kind konnte sie sich aber nicht kümmern, und daher waren die Jungs noch bei uns zu Hause. Bis Christoph kam, der rettende Engel. So musste keins der Kinder dauerhaft mit ansehen, wie brutal und zerstörerisch meine Krebsbehandlung in diesem Stadium war. Sie haben kein Bild mehr davon, wie versehrt ich aussah. Und sie mussten nicht mit anhören, wie ich vor Schmerz schrie und weinte.

Als die Kinder weg waren, konzentrierte sich Helle ganz auf mich. Sie ließ sich beurlauben und kümmerte sich um mich, was zu einer Riesenaufgabe anschwoll. Alle acht Stunden musste der Verband in meinem Gesicht gewechselt werden, um die kühlende Gelschicht zu erneuern, bevor sie ganz angetrocknet war, eine quälend lange und schmerzhafte Prozedur. Helle reinigte vorsichtig mein Gesicht, entfernte die abgestorbenen Hautfetzen. Sie passte auf, dass ich die Schmerzmittel immer pünktlich nahm, und erledigte noch Tausende von anderen Dingen «nebenher».

Das Verrückte ist: Trotz aller Schmerzen und Sorgen habe ich diese Wochen teilweise in guter Erinnerung. Obwohl die Umstände denkbar ungünstig waren, bescherte Helle und mir diese Phase auch eine Zeit der Privatheit und Intimität, wie wir sie seit der Geburt der Kinder nicht mehr gehabt hatten – und seitdem auch nicht wieder erlebt haben. Wir sprachen in dieser Zeit kaum über die existenzielle Bedrohung durch die Krankheit, was vielleicht überraschen mag. Es waren keine Ausweichmanöver, wir versteckten uns nicht voreinander. Doch jeder hat seine eigene Art, mit so einer Krise umzugehen. Und wir beide hatten den Eindruck, dass alles gesagt war. Das Ziel war klar: am Leben bleiben.

Ich weiß natürlich, dass sich Helle Sorgen machte und wohl auch versuchte, sich vorzustellen, wie eine Zukunft mit vier minderjährigen Kindern allein, ohne Vater und Ehemann, aussehen könnte. Aber es war kaum ein Gesprächsthema zwischen uns. Wir genossen trotz allem die Zeit, so komisch das klingen mag. Wir erlebten gemeinsame Momente der Unbeschwertheit, lachten wie damals, als wir jung waren. Obwohl uns die Krankheit fest im Griff hatte, nahmen wir uns Freiheiten wie jahrelang nicht mehr. Einmal etwa schauten wir ohne Unterbrechung eine ganze Staffel von «24», einer amerikanischen Spionageserie, die eine Erzählzeit von 24 Stunden in 24 einstündigen Folgen umfasst, in tatsächlich 24 Stunden. Es half mir, für eine Weile den Schmerz zu vergessen, wenn Schlaf unmöglich war. Und Helle war es sehr recht, dass sie ein paar ihrer Sorgen zumindest kurzfristig verscheuchen konnte.

Obwohl diese Bestrahlungswochen der absolute Horror waren, gab es, auch abgesehen von dem Ablenkungsdauerfernsehen, positive Effekte auf unseren Alltag. Seit wir in den USA lebten, war unser Leben wirklich immer auf Hochtouren gelaufen. Erst waren wir beide in der Ausbildung oder im Studium gewesen, dann kümmerten wir uns um unsere Karriere. Ich verbrachte zahllose Nächte im Krankenhaus. Oft dauerten die Schichten sechsunddreißig Stunden, mit wenig oder gar keinem Schlaf, wenn ich Bereitschaftsdienst hatte. Kurz nach der Geburt unserer ersten Tochter Lavinia begann Helle dann ihr Jurastudium an der Boston College Law School. Lavinia und später unseren weiteren Kindern gehörte jede unserer wenigen freien Minuten. Viele Tage begannen früh, waren hektisch, mit eng getakteten Zeitplänen für viel zu viele Aufgaben, und endeten spät in der Nacht. Es war eine aufreibende, tolle Zeit gewesen. Wir waren gefühlt ständig im Dauerlauf, aber eine glückliche Familie.

Nach meiner Diagnose hatten wir das Tempo bereits ordentlich drosseln müssen. Doch während der Bestrahlung kamen wir abrupt zum völligen Stillstand. Jetzt waren wir also zum ersten Mal nach zwölf Jahren allein, die Kinder vorübergehend aus dem Haus, ich hatte keine Patienten, für die ich sorgen musste, Helle hatte keinen neuen Straffall übernommen, es gab kein Forschungsprogramm, für das ich mich bewerben musste, es gab keinen Aufsatz zu schreiben, keine Konferenz vorzubereiten, keine Mitarbeitergespräche zu führen. Ich hatte wirklich guten Grund, etwas anderes zu tun, als alle 24 Folgen von «24» an einem Stück zu schauen. Es waren zwar keine Ferien, und idyllisch war es schon gar nicht, doch die Ruhe und der neue, wenig abwechslungsreiche Tagesablauf zwischen den Bestrahlungsterminen, den Verbandwechseln und der Medikamenteneinnahme gaben uns die Chance, den Tag miteinander zu verbringen und die gemeinsame Zeit zu genießen. Diese intensive Nähe machte alles erträglicher.

Mein Mentor Len Zon, in dessen Arbeitsgruppe ich meine Forschungsarbeit als Postdoktorand absolviert und bei dem ich gelernt hatte, an Zebrafischen als genetischem Modell für die Entwicklungsbiologie und die Entwicklung von Krebs zu forschen, kam regelmäßig vorbei, meist mit einem Becher Eiskaffee in der Hand. Wir tauschten uns über Forschungsideen aus, unterhielten uns über gemeinsame Interessen wie Trompetespielen oder über die Kinder. Kollegen aus meinem Labor besuchten mich und gaben mir weitere Filmempfehlungen. Meine Kollegin Trista schaute rein und brachte etwas zu essen mit. Sie hielt mich über unsere gemeinsame Forschungsarbeit im Labor auf dem Laufenden. Auch wenn ich wusste, dass mein Gesicht furchtbar aussehen musste, entzündet und abstoßend, war ich nicht befangen. Diese Besuche vermittelten mir das Gefühl, dass ich nicht abgeschrieben war, dass alle weiterhin mit mir rechneten. Ich war heilfroh und freute mich über solche kurzen Ablenkungsmanöver.

Als der Krebs nach knapp acht Jahren zurückkehrte, war vieles wie beim ersten Mal – und vieles vollkommen anders. Es handelte sich ja auch anatomisch fast um ein Spiegelbild meiner ersten Erkrankung: War mein ursprünglicher Krebs auf der rechten Seite, trat der neue jetzt auf der linken Seite auf, knapp unter dem Augenlid, nur Millimeter außerhalb des Feldes, das damals so intensiv bestrahlt worden war. Wieder kam die Diagnose aus dem Nichts. Sie traf mich während des ersten Jahres der Corona-Pandemie. Ich war auch diesmal nicht darauf vorbereitet. Wie kann man sich an schlechte, eigentlich sogar katastrophale Nachrichten auch gewöhnen?

Viele Abläufe der Behandlung und ihre Nebenwirkungen waren mir natürlich noch von meiner ersten Erfahrung als Patient vertraut. Offenbar hatte ich seither eine ganze Menge gelernt. Neu war bei der zweiten Krebserkrankung, dem Rezidiv, dass ich in eine klinische Studie eingebunden wurde, in der eine Kombination von Chemotherapie und Immuntherapie speziell für Patienten mit einem Sarkom erprobt wurde. Wie bei der ersten Chemotherapie sollte sich der Tumor zunächst verkleinern, bevor die Operation durchgeführt wurde. Und im Gegensatz zu der Enttäuschung bei der ersten Erkrankung geschah hier das für unmöglich Gehaltene: Schon wenige Wochen nach Therapiebeginn konnte ich fühlen, dass das Knötchen, dieses Mal unter meinem linken Augenlid, kleiner wurde. Glücklicherweise bestätigte ein MRT meine sehr subjektive Wahrnehmung. Sechs Wochen Behandlung hatten zu einer Reduktion des Tumors um sechsundvierzig Prozent geführt. Ich war hoffnungsfroh. Genauer gesagt: Ich war außer mir vor Begeisterung. Der Tumor verkleinerte sich weiter, und sein Schwinden ließ meine Hoffnungen in den Himmel wachsen.

Dann schrumpfte er nicht mehr, und der Onkologe sagte, es sei nun an der Zeit, die Operation anzugehen. Ich dämpfte meine Erwartungen, so gut es eben ging, denn nur zu genau erinnerte ich mich daran, wie enttäuscht, wie niedergeschmettert ich war, als ich das Ergebnis nach der ersten OP hörte: immer noch Krebszellen vorhanden.

# UNVORHERGESEHENES

Wahrscheinlich kann sich kein Krebspatient über einen Mangel an Dramatik beklagen. Es gibt kein verbindliches Muster für einen Krankheitsverlauf, und alles, was einem Menschen sonst noch passieren kann, kommt auf eine Krebsgeschichte möglicherweise noch als Extra obendrauf. Aber selbst wenn ich das berücksichtige, scheinen mir die Ereignisse wenige Tage vor meiner zweiten Krebsoperation schon ziemlich außergewöhnlich zu sein.

Die OP war für einen Dienstag geplant. Der Donnerstag zuvor war mein üblicher Behandlungstag mit der Immun-Chemotherapie-Kombination in der klinischen Studie. So kurz vor der OP sollte ich allerdings nicht mehr damit behandelt werden, stattdessen stand noch eine weitere radiologische Untersuchung an.

An diesem letzten Untersuchungstermin vor der OP wurde ein MRT vom Gesicht erstellt, außerdem CTs von Hals, Brustkorb, Bauch und Becken, um zu prüfen, ob der Krebs womöglich in andere Bereiche des Körpers gestreut hatte. Das Team ging so überaus sorgfältig, geradezu penibel vor, weil wir mit der geplanten OP erneut aufs Ganze gingen. Ein Großteil meiner linken Gesichtshälfte sollte entfernt werden, um sicherzugehen, dass wir alle befallenen Stellen erwischten. Doch das wäre alles umsonst, wenn sich der Krebs schon an anderer Stelle eingenistet hätte. Keine Chance auf Heilung und vollkommen sinnlos, eine solch aufwendige OP durchzuführen.

Die Untersuchung verlief problemlos, und ich hatte noch ein paar Stunden frei, ehe ich im Krebszentrum zum letzten Mal vor der OP mit meinem Onkologen sprechen sollte. Ich saß im Büro, unterhielt mich mit ein paar Kollegen, als mein Mobiltelefon klingelte. Es war Kathy, die Onkologiefachkraft, die eng mit meinem Arzt zusammenarbeitete und mich betreute. Ihre Stimme klang nervös, geradezu panisch, als sie fragte: «Wie geht's deinem Bauch?» Einerseits eine komische Frage, der Krebs befand sich schließlich im Gesicht, nicht im Darm. Andererseits hatte ich in den letzten beiden Tagen unklare, schwache Schmerzen im rechten Unterbauch verspürt, die ich allerdings ignoriert hatte. Es stellte sich heraus, dass der Scan keine Metastasen – zum Glück! –, sondern eine fortgeschrittene Blinddarmentzündung zutage gebracht hatte. Das kam wirklich aus dem Nichts. Ich hatte kein Fieber, keinen Schüttelfrost, keine Übelkeit, keine Veränderung der Bauchdecke wahrgenommen – kein einziges der sonst üblichen Symptome war aufgetreten. Aber nun stand es fest: Ich hatte eine akute Blinddarmentzündung. Und das jetzt, fünf Tage vor meiner Krebs-OP! Es war wirklich zum Verrücktwerden.

Während meiner vielen Jahre, in denen ich Nachtschichten in der Ambulanz am Massachusetts Institute of Technology gemacht hatte, hatte ich Dutzende von Patienten mit Blinddarmentzündungen diagnostiziert und sofort in die Chirurgie überwiesen. Ich kannte die Symptome in- und auswendig, wusste, wie man eine solche akute Entzündung erkennt. Aber wieso hatte ich sie bei mir selbst nicht bemerkt? Wie konnte das passieren? Genau weiß ich es nicht, aber wie ich schon sagte, ist bei einem Krebspatienten nichts normal, nicht mal eine normale Blinddarmentzündung. Ich gehörte nicht zur typischen Altersgruppe, die meisten Patienten sind zehn bis dreißig Jahre alt, wenn sie eine Blinddarmentzündung bekommen. Und meine Symptome waren wirklich sehr schwach ausgeprägt. Aber das Entscheidende war, dass ich vor dem Anruf von Kathy gar nicht auf die Idee gekommen war, der Blinddarm könnte Probleme machen. Weil ich total auf etwas anderes konzentriert war: auf meine bevorstehende Krebs-OP natürlich. Erst durch Kathys direkte Nachfrage nach Bauchschmerzen erkannte ich, wie meine Schmerzen zu erklären waren.

Ein entzündeter Blinddarm ist eine Sache für sich. Einige Studien sagen, dass man manche Patienten mit Antibiotika behandeln kann, für die meisten aber gilt, dass der Blinddarm raus muss. Und ich wollte ihn auch raushaben. Nicht nur, weil sich meine Symptome in dem Moment verstärkten, in dem ich die Entzündung mit eigenen Augen auf dem CT-Scan sah. Sondern auch, weil ich kein Risiko eingehen und eine Verzögerung der Krebs-OP unbedingt vermeiden wollte. Ich setzte eine Telefonaktion in Gang und sprach mit meinem Hausarzt, dem Krebschirurgen und sogar dem Chef der Chirurgie, damit ich möglichst rasch einen Termin für die Blinddarm-OP bekäme. Es klappte. Das Einzige, was die Sache noch ein bisschen hinauszögerte, war der mittlerweile obligatorische Covid-Test. Es passte wirklich alles zusammen: eine äußerst seltene Krebsart, der Rückfall in der Pandemiezeit und dazu noch zum unpassendsten Zeitpunkt eine – eigentlich harmlose – Blinddarmentzündung. So etwas würde man sich für ein Filmdrehbuch nicht ausdenken, es wäre einfach zu unglaubwürdig.

Die OP dauerte lang, der Blinddarm hatte sich im hintersten Winkel meines Unterbauchs hinter dem Dickdarm versteckt. Erst nach vier Stunden war ich fertig. Chan Raut, mein Krebschirurg, nahm an der Operation als Zuschauer teil. Er nutzte die Gelegenheit, um sich meinen Bauchraum sowie die Oberfläche von Darm und Leber ganz genau von innen anzuschauen, um nach irgendwelchen Anzeichen von Krebs zu forschen. Er hatte natürlich die Scans gesehen, die keine Metastasen zeigten, sondern nur einen entzündeten Blinddarm. Aber die Gelegenheit, nicht nur ein Bild zu prüfen, sondern die Sache selbst in Augenschein zu nehmen, ließ sich Chan nicht entgehen. Sicher ist sicher. Ich war sehr froh, dass er sich so sehr engagierte. Mein Blinddarm wäre auch ohne ihn entfernt worden. Aber Chan war eben ein Arzt, der sich so verhielt, wie man es im Studium als Ideal lernt: Arztsein ist nicht einfach ein Job, den man nach Ende der Sprechstunde mit dem Kittel an die Garderobe hängt. Es bedeutet, dass man jeden Schritt geht, um das Beste für den Patienten herauszuholen.

Nach dem entfernten Blinddarm stand dann auch der eigentlichen Krebsoperation ein paar Tage später nichts mehr im Weg. Der Plan unterschied sich etwas von dem der ersten großen Krebsoperation. Da der Tumor mit der Immuntherapie schon so stark geschrumpft war und weil er sich sehr nahe an meinem linken Auge und dem Augenlid befand, entschieden sich Chan und seine Kollegen zu einem weniger aggressiven Eingriff als beim ersten Mal. Muskeln und Nerven sollten möglichst geschont werden. Dennoch war es eine Operation, die mein Gesicht, mein Aussehen wieder veränderte. Und das Ganze wurde mitten in der Covid-19-Pandemie durchgeführt. Erneut machte sich meine Freundin Trish auf eine Reise quer durch die USA, um mir nach der OP beizustehen, was wegen der Covid-Beschränkungen nicht so leicht war. Ich hatte mich dieses Mal bewusster auf die OP vorbereitet als bei der ersten Erkrankung. Ich hatte versucht, kein Gewicht zu verlieren, und mich körperlich durch morgendliche Joggingrunden mit Helle einigermaßen fit gehalten. Daher befand ich mich in guter Verfassung und erholte mich schnell von der achtstündigen Operation, sodass ich schon nach achtundvierzig Stunden entlassen wurde.

Zu Hause kam ich weiter zu Kräften, war aber in besorgter Erwartung der Ergebnisse aus der Pathologie. Das Trauma der Erfahrungen der ersten Operation saß tief. Wegen der Pandemie konnte ich nicht ins Krankenhaus fahren, um das Resultat persönlich zu erfahren und es wie beim ersten Mal in einem großen Konferenzraum mit allen beteiligten Ärzten zu besprechen. Stattdessen erhielt ich eine Woche nach der OP einen Anruf von meinem Onkologen, Jeff Morgan. Er hatte unglaubliche, und zwar unglaublich gute Nachrichten für mich: Die Geweberegionen, die wir für das Epizentrum des Tumors hielten und die großzügig entfernt worden waren, wiesen keinerlei Krebszellen auf. In Zahlen: null! Alles sauber. Die Wette auf die Wirkung von Chemo- und Immuntherapie hatte unsere kühnsten Erwartungen übertroffen. Natürlich hatte ich darauf gehofft, dass man eine Menge zerstörter Krebszellen finden würde. Aber ich hatte mir nicht im Entferntesten vorstellen können, dass der Krebs selbst völlig verschwunden wäre. Mein Onkologe erzählte, dass er selbst im ersten Moment ebenso sprachlos war wie ich jetzt. Ich hätte ihn am liebsten umarmt – er hatte es verdient. Ich hatte es verdient. Wenige Minuten später meldete sich Chan Raut, mein Krebschirurg, total aufgekratzt wegen der guten Nachricht. Wir lachten gemeinsam am Telefon und schlugen einander zumindest verbal auf die Schulter.

Noch heute bin ich überwältigt, wenn ich an diesen Moment denke, und zutiefst dankbar. Er gehört zu den wichtigsten, schönsten Erfahrungen meines Lebens, genauso bedeutend wie unsere Heirat und die Geburten der Kinder. Ich fühlte mich gleichsam wiedergeboren – zumindest hatte ich eine reelle Chance auf ein neues Leben erhalten. Diese Erfahrung, der extreme Unterschied zwischen den Ergebnissen beim ersten und beim zweiten Mal, verdeutlichte mir noch einmal die emotionale Achterbahnfahrt, die jeder Krebspatient im Laufe seiner Krankheit erlebt – Hoffnung und Verzweiflung, Sieg und Niederlage, Überleben und Sterben liegen sehr nah beieinander. Und der behandelnde Arzt leidet oftmals genauso mit. Wie oft habe ich einem Patienten gesagt, dass er sich als geheilt betrachten kann – nur um wenige Minuten später einem anderen beibringen zu müssen, dass wir nichts mehr für ihn tun können. Ich hatte die Hochs und Tiefs meiner Patienten in den vergangenen Jahren hautnah miterlebt. Nun war ich selbst von ungehemmter Freude, Optimismus und Hoffnung erfüllt, geradezu siegestrunken.

Was meine Euphorie trübte, war der Gedanke an die schreckliche Erfahrung der ersten Bestrahlung, die mir nun wieder bevorstand. Davor fürchtete ich mich am meisten. Die Einsamkeit im Behandlungsraum, der Schmerz, die Verbrennung, die endlos erscheinende Reihe von Verletzungen, die den bereits existierenden Wunden hinzugefügt wurden – alles war grausam und bereits im Vorhinein angstauslösend. Es war dieselbe Beta-Strahlentherapie wie damals, mit demselben Team und demselben Spezialisten, Phillip Devlin, mit dem ich in den Jahren danach in Kontakt geblieben war. Die Dosierung war geringfügig anders, ich sollte nun zweiundzwanzig Mal über sieben Wochen bestrahlt werden. Die Prozedur, um meine Augen zu schützen, war dieselbe wie damals, ebenso die Fixierung auf dem Behandlungstisch.

Manchmal ist man froh, wenn man weiß, was auf einen zukommt, aber mir half es in dieser Situation überhaupt nicht, im Gegenteil. Mir wurde noch einmal klar, wie traumatisch, zerstörerisch und lang andauernd die Auswirkungen dieser Behandlung gewesen waren. Die Erinnerung an diese Schrecken, an die erlebten Schmerzen kam sofort zurück. Ich war erfüllt von Angst, besorgt und trotz allem begierig darauf, es hinter mich zu bringen.

Im Übrigen fragte ich mich, ob die Bestrahlung überhaupt die richtige Indikation war. Schließlich war die Lage ganz anders als beim letzten Mal, keine positiven Wundränder, keine einzige lebende Krebszelle in dem Gewebe, das aus meinem Gesicht geschnitten worden war. Was also sollte mit der Bestrahlung eigentlich erreicht werden? Doch jeder meiner Ärzte blieb unnachgiebig bei seiner Meinung, dass bestrahlt werden müsse. Eben weil diese Therapie beim letzten Mal so gut funktioniert hatte – das Tumorrezidiv hatte sich ja ganz knapp außerhalb des ursprünglichen Behandlungsfelds entwickelt. Und weil jeder wollte, dass ich am Leben bliebe. Das wollte ich natürlich auch, also ergab ich mich in mein Schicksal. Ich kam mir vor, als müsste ich durch ein Feuer gehen, und ich hoffte inständig, dass ich am anderen Ende ankommen würde.

Es waren zwar mehr Bestrahlungstermine für mich angesetzt als beim letzten Mal, aber jede einzelne Sitzung dauerte nur halb so lang, da die zu bestrahlende Fläche kleiner und die Strahlenquelle, also das Kobalt, das die Betastrahlen aussandte, neu war. Sie war «heißer» und konnte daher die benötigte Strahlendosis schneller verabreichen.

Ich hatte mir diesmal eine Playlist zusammengestellt, die ich während der Behandlung abspielte, und gaukelte mir damit eine Art von Kontrolle der Situation vor, über die ich letztlich natürlich nicht im Mindesten verfügte. Trotz allem: Auch die zweite Bestrahlung war traumatisch. Mein Gesicht wurde auch jetzt wieder rot, dann wund. Wenn mich jemand nur ein bisschen intensiver anschaute, fürchtete ich, dass meine Haut zu bluten anfinge. Jeder hatte Mitleid mit mir, die Radiologieschwestern, die Strahlenärzte, die bei den Sitzungen anwesend waren, Phillip, Helle und ich mit mir selbst natürlich auch. Wir diskutierten mehrmals darüber, ob wir die Behandlung unterbrechen oder ganz beenden sollten. Doch ich hatte mich entschieden, dabei zu bleiben, und musste es eben hinter mich bringen. Also machten wir weiter.

# SCHMERZEN

Die Operationen und dann die Bestrahlung veränderten mich physisch und hinterließen sichtbare Narben. Doch erst jetzt erkenne ich, dass die Erfahrung der Krebserkrankung – der Schock der Diagnose, die Folgen der Chemotherapie und der Operation, das zerstörerische Feuer der Bestrahlung, die Angst vor den Untersuchungsergebnissen und die Furcht, dass der Krebs zurückkehren könnte – auch eine langfristige emotionale und psychische Beeinträchtigung nach sich zog.

Noch Monate, nachdem meine erste Krebsbehandlung abgeschlossen war, schreckte ich mitten in der Nacht aus Albträumen hoch. Und ich wich zurück, wenn mich eins der Kinder berühren wollte, vor allem, wenn es nach meinem Gesicht griff. Auch wenn ich die ganze Zeit über optimistisch gewesen war und eine starke Resilienz an den Tag legte, war ich durch die Behandlung geschädigt. Wenn mir jemand nur ein bisschen zu nahe kam oder ich mich in engen, lauten Räumen aufhielt, reagierte ich übersensibel und ängstlich. Erst daran erkannte ich – viel später –, wie groß die Last dieser Erfahrung gewesen war. Diese Reaktionen und Gefühle sind normal, andere Patienten mit solchen brutalen Eingriffen in ihre körperliche Unversehrtheit empfinden genauso. Als Ärzte müssen wir noch viel mehr Aufmerksamkeit auf die psychischen Effekte einer Krebsbehandlung richten, um diese Auswirkungen besser zu verstehen und sie bei der Therapie berücksichtigen zu können. Das ist unglaublich wichtig für die Patienten, denn diese traumatische Erfahrung beeinflusst ihre Lebensqualität erheblich und macht es ihnen schwer, zu einem normalen Leben zurückzukehren.

Die Schmerzen in meinem Gesicht während der ersten Strahlentherapie waren unsäglich, mit jeder Sitzung wurden sie schlimmer. Ich war mit Schmerzen vertraut, spätestens seitdem ich die Qualen nach meiner ersten Gesichtsoperation aushalten musste. Doch das war anders gewesen, die Schmerzen fingen mit dem Höchststand an und ließen allmählich nach. Jetzt war es genau andersherum: Die Schmerzen während der Bestrahlung waren schrecklich – und sie wurden noch schlimmer, nachdem die Sitzung vorbei war. Nach einer Woche drängte mich Phillip dazu, opioidhaltige Schmerzmittel zu nehmen. Ich zögerte, weil mir das Risiko, abhängig zu werden, nur zu klar war. In den USA – und in anderen Ländern – ist Schmerzmittelabhängigkeit ein großes Thema, da sie Familien und ganze Gemeinschaften zerstört.

Ich lehnte den Vorschlag ab, weil ich Angst vor den Nebenwirkungen und den Langzeitschäden hatte. Doch schließlich gab ich nach, weil ich die Tortur einfach nicht mehr aushielt. Dreißig Minuten, bevor ich das Haus verließ, um die nächste Bestrahlung über mich ergehen zu lassen, nahm ich eine Tablette Oxycodon, zehn Milligramm. Das Medikament gehört zur Klasse der Opioide und wirkt stärker gegen Schmerzen als Morphin. Nie werde ich das Gefühl vergessen, das mir diese erste Tablette verschaffte. Ich war blendender Laune, angstfrei, hatte keine Schmerzen, war mutig und selbstbewusst. Ich war ein anderer Mensch, es war herrlich!

Diese eine Tablette brachte mir mehr über die Risiken von Opioiden bei als sämtliche Kurse während des Studiums und der Ausbildung: Dass man rasch abhängig würde, war klar. Aber dass es *so* schnell ging ... Ich hatte zwar Angst gehabt, in die Falle zu tappen, aber das Wohlgefühl, das mir dieses Medikament verschaffte, war unglaublich und somit eine extreme Verlockung. Zunächst schluckte ich nur eine Tablette vor dem nächsten Bestrahlungstermin. Schon bald reagierte ich, wie es in der Literatur beschrieben wird: Ich sehnte den Zeitpunkt der Einnahme herbei, wenn endlich der Schmerz nachließe und ich mich besser fühlte. Als im Laufe der Behandlung die Schmerzen immer schlimmer wurden, erhöhte ich die Dosis und wechselte zu länger wirkenden Medikamenten, schließlich nahm ich rund um die Uhr Opioide. Ich brauchte sie zur Schmerzlinderung. Sonst hätte ich die Behandlung nicht durchgestanden.

Den Grad meiner Abhängigkeit erlebte ich dann sozusagen aus erster Hand. Wenige Wochen nach der letzten Bestrahlung begann meine Haut endlich zu heilen, und die Schmerzen ließen sukzessive nach. Statt nun aber langsam die Schmerzmittel auszuschleichen, setzte ich sie abrupt ab. Helle wollte nämlich an einem Wohltätigkeitsradrennen teilnehmen, und ich sollte sie zum Startpunkt fahren. Um kein Risiko einzugehen, hatte ich zwei Tage vor der Fahrt mit der Einnahme der Opioide aufgehört. Auf dem Rückweg wurde mir übel, und als ich wieder zu Hause angekommen war, bekam ich heftigen Durchfall. Ein ganz neues Symptom, nachdem die Schmerzmittel wochenlang Verstopfung verursacht hatten. Dann bemerkte ich, dass mir die Haare auf Armen und Beinen zu Berge standen – ich hatte überall Gänsehaut. Außerdem taten mir alle Muskeln weh, obwohl ich mich überhaupt nicht körperlich angestrengt hatte. Kurzum: Ich hatte die klassischen Entzugserscheinungen. Ich war allein zu Hause – und wer weiß, was noch passieren würde! Ich versuchte, ruhig zu bleiben, beobachtete meine Symptome.

Ich rief eine Freundin an, ob sie im Notfall auf mich aufpassen könne. Zum Glück war fremde Hilfe letztlich nicht nötig, die Symptome blieben stabil und verbesserten sich in den kommenden vierundzwanzig Stunden. Solche Erfahrungen haben Tausende von Patienten gemacht, die sich von einer Operation oder anderen gravierenden Eingriffen oder schweren Erkrankungen erholen. Noch immer schätzen viele meiner Kollegen die Folgen einer Schmerzmittelabhängigkeit als nebensächlich ein. Spätestens seit ich die Wirkung dieses süßen Gifts an mir selbst erlebt habe, weiß ich jedoch, in welche Gefahr man sich begibt.

Ich rührte das Oxycodon nicht mehr an. Als mein Krebs zurückkehrte und ich das zweite Mal bestrahlt wurde, kam ich geradeso mit nichtopioiden Schmerzmitteln klar, ergänzt durch Akupunktur und Entspannungstechniken. Es war keine Heldentat, auf Oxycodon zu verzichten, sondern die pure Angst. Die Angst davor, dass mir eine Abhängigkeit von Schmerzmitteln am Ende mehr Probleme bereiten würde, als sie lösten. Es ist die Ironie unserer Zeit, dass wir unglaublich viele Anstrengungen erfolgreich darauf richten, Krebs und andere Krankheiten besser behandeln zu können. Doch in der Schmerztherapie, die bei Krebs, nach Operationen oder Bestrahlungen so dringend nötig ist, stecken wir weiterhin in den Entdeckungen fest, die schon vor zweihundert Jahren gemacht wurden. 1805 nämlich gelang es dem Apotheker Friedrich Wilhelm Sertüner in Paderborn, Morphin aus Opium zu isolieren. Und Morphin setzen wir weiterhin hauptsächlich als Schmerzmittel ein, daran hat sich in all den Jahren so gut wie nichts geändert. Der Medizinnobelpreis 2021 ging zwar an zwei Wissenschaftler, die dazu geforscht hatten, wie Nervenimpulse ausgelöst werden, sodass Temperatur und Druck wahrgenommen werden können. Das ist die wissenschaftliche Basis dafür, Schmerzen zu behandeln. Doch wesentliche pharmakologische Fortschritte in der klinischen Schmerztherapie stehen noch immer aus.

Es wäre allerdings auch nicht richtig und auf keinen Fall meine Absicht, den Einsatz von Betäubungsmitteln in der Schmerztherapie bei Krebskranken zu verteufeln. Zwar hat sich an den Substanzen selbst nicht viel geändert, doch wissen wir heutzutage viel besser über ihre Wirkungsweisen Bescheid als früher. Wir können präzisere Dosierungspläne aufstellen und verfügen über ausgefeilte Rezepturen, mit denen wir Krebspatienten helfen können. Und die meisten unserer Patienten müssen nicht befürchten, körperlich abhängig zu werden, so wie ich es wurde. Wichtig ist, dass die Krebsärzte gründlich über die Nebenwirkungen aufklären, sie direkt behandeln und die Patienten auch über die Zeit der Schmerzmitteleinnahme hinaus betreuen.

# TAGE DER WAHRHEIT

Wenn man im Wartezimmer sitzt, weil man die Ergebnisse einer Blutuntersuchung oder eines CTs erfahren will und den Blick über die anderen Patienten schweifen lässt, kann man die ganze Palette menschlicher Seelenzustände sehen: Manche der Schicksalsgenossen sind ängstlich oder nervös, niedergeschlagen bis depressiv, andere wirken hoffnungsfroh oder schmerzgeplagt. Wer eine Chemotherapie durchmacht, muss normalerweise vor jeder Behandlung, jeder Infusion sein Blut untersuchen lassen, um festzustellen, ob seine Werte so sind, dass er die Chemo übersteht. Sind die Werte nicht in Ordnung, wird die Behandlung verschoben oder die Dosis der Chemotherapie verringert. Die Patienten befürchten häufig, dass eine Verzögerung in der Behandlung oder eine schwächere Dosis weniger effektiv ist, der Krebs also schlechter bekämpft wird. Bei vielen entsteht daher der Eindruck, die Blutuntersuchungen gäben den Ausschlag, ob eine Chemo stattfinden wird oder nicht, was mit Kampf oder Niederlage gleichgesetzt wird.

Ich kann diese Sorge vollkommen verstehen. Auch heute noch bin ich bei jeder Untersuchung extrem nervös, ob die Blutwerte in Ordnung sind oder nicht. Noch schlimmer als die Blutuntersuchungen sind für mich wie für viele andere Patienten jedoch die bildgebenden Verfahren. Sie zeigen genau an, ob ein Tumor gewachsen oder geschrumpft ist und ob er gestreut hat. Wenn er größer geworden ist, kann das bedeuten, dass die Behandlung nicht anschlägt und abgebrochen werden muss. Viele Onkologen schreiben dann in ihren Bericht: «Patient ist Therapieversager.» Dabei müsste es heißen: «Therapie XY versagte.»

Für mich waren während der Krankheit und danach die Scan-Termine immer wie Tage des Gerichts. Ich stehe vor dem Richter und erwarte das Urteil, meine Strafe, obwohl ich gar nichts getan habe. Während der Behandlung waren die Scan-Tage schon zermürbend, aber danach waren sie der reine Albtraum. In den beiden Wochen vor dem Termin konnte ich nicht mehr richtig schlafen, wachte zuverlässig um zwei Uhr nachts auf, nach wilden Träumen, dass der Krebs zurückgekehrt wäre und gestreut hätte, dass ich neue Therapien bräuchte, die sämtlich fehlschlügen, dass ich wahrscheinlich sterben würde.

Die Scans eines MRT oder CT als absolute Wahrheit zu nehmen, kann problematisch sein. Wie im richtigen Leben können Bilder eine extrem überzeugende Wirkung entfalten. Sie erscheinen objektiv, unangreifbar. Wir sehen, was im Körperinneren los ist. Doch das ist letztlich häufig nur das, was wir zu sehen glauben. Der Grund, warum mein Onkologe und ich überlegten, mit den Kontroll-Scans aufzuhören, war nicht meine wahnsinnig übersteigerte Angst davor. Sondern es war der Nachsorge-Scan, den wir im Februar 2015 durchführten, zwei Jahre nach meiner Diagnose. Damals lief alles gut. Ich fühlte mich gesund und energiegeladen, verzeichnete Erfolge bei meiner Forschungsarbeit und war froh, dass ich wieder in der Klinik meine eigenen Patienten behandeln konnte. Mein Gesicht fühlte sich normal an, mein Körper ebenso, ich hatte keine Beschwerden. Für den Scan-Tag war alles geplant wie immer: Ich würde um sechs Uhr morgens eintreffen, dann käme die Blutuntersuchung, anschließend das MRT meines Gesichts, dann ein CT von Brust, Bauchraum und Becken. Danach würde ich meinen Onkologen Robert «Bob» Mayer treffen, der bereits alle Scans zusammen mit einem Krebs-Radiologen geprüft hätte. Wie immer würde Bob mich mit Handschlag im Wartezimmer begrüßen, lächeln und als Erstes sagen: «Sieht gut aus.» Mehr bräuchte es nicht, um den Druck aus der Situation herauszunehmen.

Dieses Mal jedoch lächelte er nicht. Während er mir die Hand schüttelte, fragte er nach Helle und den Kindern, während wir ins Sprechzimmer gingen. «Bob, was ist los? Stimmt was nicht?», fragte ich ihn geradeheraus. Seine Stimme brach, als er mir sagte, dass die Scans nicht in Ordnung waren. Überhaupt nicht. Es stellte sich heraus, dass ich zahllose Knötchen in der Lunge hatte. Überall. Die meisten waren ziemlich kein, weniger als fünf Millimeter im Durchmesser. Drei oder vier Monate zuvor war noch kein einziges da gewesen. Und jetzt das. Das war schlecht, sehr schlecht sogar. Denn wenn ein Angiosarkom streut, dann tut es das bevorzugt in die Lunge. Was sollten wir jetzt machen? Ich brauchte – wie immer – einen Plan. Bob räumte ein, dass es sich um Metastasen handeln könnte, gab aber auch zu bedenken, dass es eine völlig normale Sache oder etwas Harmloses sein könne, etwa eine versteckte Lungenentzündung. Hatte ich Husten? Fieber? Brustschmerzen? Litt ich an Kurzatmigkeit? War jemand in der Familie krank? Nein, alles wie immer – und genau das war das Problem.

Der Plan meines Onkologen war simpel und schrecklich zugleich: warten, beobachten, hoffen. Eine übliche Methode, um das Ergebnis eines bildgebenden Verfahrens abzusichern, besteht darin, eine Biopsie vorzunehmen. Ich war sofort dazu bereit und hätte es am liebsten auf der Stelle erledigt. Allerdings gab es eine Schwierigkeit. Die Knötchen waren so klein, dass es kaum möglich war, eins von ihnen herauszuoperieren und zu untersuchen. Also blieb nichts anderes übrig, als abzuwarten. Wenn die Knötchen Metastasen wären, würden sie wachsen. Wenn sie Zeichen einer Entzündung oder überstandenen Infektion wären, würden sie kleiner werden oder verschwinden. Das war unfehlbare klinische Logik und würde mir außerdem eine invasive Prozedur ersparen. Aber: Ich musste sechs Wochen warten, ehe sich irgendetwas klären würde. Eine Horrorvorstellung. Vielleicht hatte ich soeben erfahren, dass der Krebs ein unheilbares Stadium erreicht hatte, ich also den sicheren, baldigen Tod zu erwarten hatte. Oder es war gar nichts. Und diesen Gedanken sollte ich vier Wochen mit mir herumschleppen? Eine Stunde lang auf das Ergebnis einer Laboruntersuchung zu warten, einen Tag lang auf einen Scan und vielleicht sogar eine Woche auf das Resultat einer Biopsie, ist auszuhalten, wenn es um die Klärung neuer Symptome geht. Aber wenn man schon eine Diagnose hat, dann sind vier Wochen Warten auf das Urteil eine Katastrophe.

Dieser eine Monat gehört zu den allerschlimmsten in meinem ganzen Leben. Wir hatten eine Woche Skiferien mit den Kindern geplant und zogen diesen Urlaub im Westen von Massachusetts, in den Berkshires, auch durch. Es war alles perfekt, Bilderbuchwetter, Pulverschnee, der Lift nur fünfzehn Minuten von unserem Haus entfernt. Ich hatte eine Langlaufloipe quasi für mich allein, ab und zu gingen Helle und ich gemeinsam auf Tour. Einmal wanderten wir mit Schneeschuhen auf einen Berg. Die Aussicht war wundervoll, die schneebedeckte Landschaft zog sich meilenweit hin. Doch ich konnte an nichts anderes denken als an den Tod. Ich war besessen von dem Gedanken, dass ich all das nie mehr wiedersehen würde. Dass alles das letzte Mal sein könnte.

Nachts hatte ich Albträume, sah mich sterben und war bei meiner eigenen Beerdigung dabei. Ich wachte total zerschlagen auf, war erschöpft und unruhig zugleich, fürchtete mich vor dem Zubettgehen, weil dann die schrecklichen Bilder wiederkommen würden. Diese Woche hat sich Helle und mir so nachdrücklich ins Gedächtnis gebrannt, dass wir bis zum heutigen Tag nicht mehr in die Berkshires fahren können, ohne dass uns ein Gefühl des Schreckens erfasst. Und das war nur eine Woche von den sechs.

Mittendrin flog ich auch noch nach Puerto Rico zu einer Konferenz. Es sollte das Highlight des Jahres sein. Interessante Vorträge, Debatten von Forschern aus verschiedenen Fachgebieten, aber auch ab und zu eine Pause am Strand. Damals war ich gerade wieder so richtig drin in meiner Forschungsarbeit und hatte mich darauf gefreut, unsere Forschungsergebnisse vorzustellen, war begierig gewesen, die Anregungen meiner Kollegen aufzunehmen – doch nun bedeutete mir all das nichts. Ich war gefangen in einer Warteschleife, in einer Spirale aus Angst und vorauseilendem Abschiedsschmerz. Meine Gedanken kreisten nur um eins: den Tod. Um meinen Tod.

Es dürfte schon klar sein: Ich starb nicht. Meine Krankheit endete nicht tödlich. Beim nächsten Scan waren die Knötchen weg. Das Bild war absolut normal, alles sauber. Wir vermuteten, dass ich eine kleine Lungenentzündung gehabt hatte. Zu schwach, um Symptome zu verursachen oder sich sonst irgendwie bemerkbar zu machen. Außer eben durch die Knötchen. Wäre ich vier Wochen früher oder vier Wochen später zu der Scan-Kontrolle gegangen – nichts wäre gewesen. Aber ich war eben genau zu dem Zeitpunkt dort, als die Knötchen gut zu sehen waren. Man könnte natürlich sagen: «Alles prima, nichts passiert und sogar eine Lungenbiopsie gespart.» Ich war auch überglücklich und dankbar, dass sich letztlich alle Sorgen in Luft aufgelöst hatten. Doch ich hatte mehr als einen Monat meines Lebens verloren. Eine lange Zeit, in der ich fürchtete, an einem Krebs zu sterben, den ich gar nicht hatte. Zwar hatte keiner meiner Ärzte gesagt: «Dein Angiosarkom hat gestreut, du wirst an Lungenkrebs sterben.» Doch für einen Krebspatienten ist allein die *Möglichkeit*, dass der Krebs wiederauftauchen *könnte* – und sogar in schlimmerer Ausprägung als zuvor –, eine Katastrophe. Man kann gar nicht anders, als sich vorzustellen, dass jetzt die schlimmstmögliche Situation eingetreten ist. Wobei ich gern zugestehen will: Ich übertreibe vielleicht, bin einfach zu panisch. Vielleicht hätte ich den Rat meines alten Pathologie-Professors befolgen sollen, dessen Maxime lautete: «Man sollte sich nur Sorgen machen, wenn man genau weiß, worüber.» Aber das lässt sich im Nachhinein leicht sagen, das Leben läuft eben nicht wie im Lehrbuch. Der Mensch verhält sich nicht wie ein Roboter, fehlerfrei programmiert und logisch. Die Gefühle machen, was sie wollen, und halten sich nicht an vernünftige Regeln.

Wir Ärzte geben uns viel Mühe, aber trotz all unserer hypermodernen Verfahren und technischen Hilfsmittel: Manchmal wissen wir einfach nicht, was los ist. Und das ist extrem belastend für den Patienten. Wir können nur wenig tun, um ihn davor zu bewahren. Wir können versuchen, uns Zeit für ihn zu nehmen, ihn durch diese Phase der Unsicherheit zu begleiten. Aber letztlich würde nur eine eindeutige Diagnose helfen. Doch die können wir eben nicht immer liefern.

# STERBEN

Ich weiß nicht mehr, ob es nach dem Vorfall mit den Lungen-knötchen war oder nachdem sich bei der ersten Operation herausgestellt hatte, dass einige Wundränder positiv waren: Auf jeden Fall traf mich die Erkenntnis mit enormer Wucht: Ich könnte bald sterben, bald schon tot sein. Eine physische, akute Gefahr bedrohte mein Leben. Aber ich richtete alle meine Energien auf die Behandlung, fokussierte sie auf meinen Willen zu überleben. Nun sah es so aus, dass die Therapie nur für ein paar Jahre Aufschub bot. Auch jetzt noch, während ich dieses Buch schreibe, ist es für mich schwer, an den Tod zu denken. Es ist schwer für mich, mit meiner Frau darüber zu sprechen, von den Kindern ganz zu schweigen. Ich habe Mög-lichkeiten entwickelt, das Thema meinen Patienten gegen-über anzuschneiden, häufig allerdings erst nach einer gewis-sen Zeit, wenn ich schon vertrauter mit ihnen bin. Doch mir selbst gegenüber konnte ich diese Position nicht einnehmen. Ich wollte unbedingt am Leben bleiben, das war alles, was ich denken konnte. Nichts anderes.

Warum fürchtete ich den Tod so sehr? Es ging nicht um zu erwartende Schmerzen oder Qualen des Sterbens, nicht mal um die Endgültigkeit des Todes. Nein, ich war und bin einfach noch nicht fertig mit meinem Leben, es ist noch nicht abge-schlossen. Ich würde gern noch viele Spaziergänge mit meiner Frau unternehmen, mit unseren Freunden zu Abend essen. Ich würde gern noch weiter hören, wie die Wellen an die Küste von Maine rauschen und wie der Wind in New Hampshire die Berge hochbraust. Noch oft den Nordostwind im Winter auf der Haut spüren, die Narzissen im Frühjahr sehen. Eine bestimmte Reise mit der Familie hatten wir noch nicht unternommen, das Herumalbern mit meinen Kindern noch nicht genug genossen, dieses Konzert hatte ich noch nicht gehört, jenes Baseballspiel noch nicht gesehen. Ich wollte dabei sein, wenn meine Studenten ihre Doktorurkunden in Empfang nähmen. Ich wollte meinen Assistenten gratulieren, wenn sie ihre erste Hochschulprofessur oder Forschungsstelle anträten. Im Labor waren interessante Projekte noch in vollem Gange, deren Ergebnisse ich erfahren wollte. Ich fühlte mich weiterhin dafür verantwortlich, für meine Frau und die Kinder zu sorgen, für meine Freunde und Kollegen, meine Studenten und Patienten da zu sein. Ich konnte einfach noch nicht damit aufhören, da zu sein, zu leben.

Mit meinen Patienten spreche ich über den Prozess des Sterbens, ich spreche mit ihnen über das Ende des Lebens – nicht über den Tod. Ich versichere ihnen, dass sie in diesen letzten Wochen, Tagen und Minuten nicht allein sein werden. Dass wir ein Hospiz organisieren können, um die Familie zu unterstützen, dass wir die Symptome erleichtern und Schmerzen vermeiden können. Doch das alles ändert nichts an der Tatsache, dass der Tod eintreten wird. Die Menschen gehen sehr unterschiedlich mit dem Tod um. Ich habe mich oft darüber gewundert, dass es Patienten gibt, die ihn nicht fürchten. Diese Menschen stehen entweder so fest im Glauben oder verfügen über eine solche mentale Kraft, dass sie vollkommen ruhig und gelassen sind. Andere Patienten negieren die Möglichkeit des Sterbens auch dann noch, wenn ihr Tod schon unmittelbar bevorsteht. Wieder andere, die gern alles genau planen, regeln ihre letzten Dinge bis ins Kleinste und finden darin ihre Ruhe oder Trost. Manche geraten in Panik und Angst.

Ich jedenfalls bin einer von den «Verweigerern». Als sich herausstellte, dass nach der ersten Operation noch Krebszellen vorhanden waren, als die Knötchen in der Lunge entdeckt wurden, als der Krebs Jahre später wieder auftrat – niemals habe ich akzeptiert, dass eine Folge meiner Erkrankung der Tod sein könnte. Warum nicht? Selbstverständlich war ich in diesen – und vielen anderen – Momenten zutiefst erschrocken. Aber es ging mir stets darum, dem Tod auszuweichen. Niemals sprach ich mit meinen Ärzten über den Tod selbst, immer nur über die Möglichkeiten, wie ich ihn abwenden könnte.

Kurz nach dem Ende meiner ersten Bestrahlung, weniger als ein Jahr nach meiner ersten Diagnose, zog mein Onkologe um, und zwar in die diagonal andere Ecke der USA, nach Washington State. Ich suchte also einen neuen Arzt. Meinem Gefühl nach brauchte ich zu diesem Zeitpunkt keinen Spezialisten mehr, sondern einen erfahrenen Onkologen, der mich bei der Überwachung begleitete. Der neue Arzt und ich diskutierten also über meine psychische Belastung und meine Angst vor wiederholten Scans und ob das in Kauf zu nehmen wäre, wenn man die möglichen Vorteile einer frühzeitigen Entdeckung bedenkt. Ich war davon überzeugt, dass wir *sehen* würden, also ganz einfach einen optischen Eindruck hätten, wenn der Krebs in meinem Gesicht zurückkehren würde, es ein lokales Rezidiv gäbe. Wenn er an anderer Stelle, zum Beispiel in der Lunge, wieder aufträte, gäbe es sowieso keine Hoffnung mehr. Also hörten wir nach drei Jahren mit den Scans auf.

Nach fünf Jahren hatte ich noch einmal Nachsorgescans –

aus zwei Gründen: Ich hatte eine leichte Schwellung in meinem linken Gesicht bemerkt, und außerdem stand ich kurz davor, eine neue Stelle anzutreten, einen neuen Job mit neuen Aufgaben, und ich wollte mir keine Sorgen machen müssen. Die Scans waren in Ordnung, und so kehrten wir einfach zu den regelmäßigen Kontrolluntersuchungen bei meinem Onkologen, meinem Strahlenonkologen und meinem Krebschirurgen zurück. Anstatt mir über die Scans und den Tod Sorgen zu machen, konzentrierte ich mich auf das Leben.

# REKONSTRUKTIONEN

Obwohl meine erste Krebsoperation rein funktionell gesehen erfolgreich war, blieb ich weiterhin ein chirurgischer Patient und ein Krebspatient. Bei der Operation hatten die Chirurgen nicht nur die oberflächliche Hautschicht entfernt, in der sich der Großteil des Tumors befand, sondern auch Muskeln, Nerven und Fettgewebe, teilweise bis auf die Knochen. Die plastischen Chirurgen mussten dann die Wunde reparieren. Die anschließende Bestrahlung wirkte sich auch auf das ursprüngliche Ergebnis der Operation aus. Das Gewebe vernarbte noch stärker, und sämtliche Haare im Gesicht, die Augenbrauen sowie das Kopfhaar gingen verloren. Was bedeutete, dass weitere Operationen und Eingriffe erforderlich waren. Der Wiederaufbauprozess war eine mehrstufige Angelegenheit, und meine plastischen Chirurgen konzentrierten sich sowohl auf die Funktionsfähigkeit meines Augenlids, von einzelnen Muskeln als auch auf mein Aussehen. Das Ganze zog sich über mehrere Jahre hin. Zwischendurch mussten wir immer wieder warten, damit alles verheilte und ich mich bzw. mein Gesicht sich an die Veränderungen gewöhnte. Fast jedes Jahr gab es eine Operation.

Mit der Zeit wurden die Vorbereitung auf die jeweilige Operation, die Planung, die Anästhesie sowie deren Folgen, die Schmerzen, die durch die Medikamente verursachte Übelkeit, die Schwellungen und die langsame Heilung zur Routine. Narben wurden geglättet, Augenbrauen rekonstruiert, der

Haaransatz korrigiert und vor allem Fettzellen – aus dem Unterhautfettgewebe an meinem Bauch gewonnen – unter meine Haut transplantiert. Sie isolierten gegen den kalten Wind im Winter und machten die darüberliegende Haut weicher und beweglicher. Ein Jahr nach meiner zweiten großen Krebsoperation erfolgte bereits eine weitere, mit der mein linkes Augenlid korrigiert wurde.

Keine dieser plastischen Operationen diente der Eitelkeit, es ging allein um die funktionelle Verbesserung und Linderung von Symptomen. Die Anzahl und der zeitliche Abstand dieser chirurgischen Eingriffe waren zwar individuell an mich und meine Krankheit angepasst, aber im Großen und Ganzen ist es der gleiche Weg, den viele Krebspatienten gehen. Für die meisten mag die anfänglich intensive Behandlung der wichtigste und folgenreichste Teil ihrer Erfahrung als Kranker sein, doch die Zeit danach hat es ebenfalls in sich. Die Behandlung hinterlässt körperliche und seelische Narben, und diese Narben erfordern möglicherweise weitere Behandlungen und Kontrollen. Dazu gehören Nachuntersuchungen, Bluttests und weitere Termine bei verschiedenen Spezialisten. Die Schädigung von Organen aufgrund der Therapie kann Körperfunktionen und Lebensqualität nachhaltig beeinträchtigen. Patientinnen, die an Brustkrebs operiert wurden, müssen sich unter Umständen für den Rest ihres Lebens mit einem Armlymphödem herumschlagen. Ich behandelte vor Jahren einen Automechaniker mit Dickdarmkrebs, der seinen Beruf aufgeben musste, weil er aufgrund der peripheren Neuropathie, der Empfindungslosigkeit in den Fingerspitzen, sein Werkzeug nicht mehr halten konnte. Als Langzeitfolge der Bestrahlung ist bei mir das Risiko höher, Grünen Star zu bekommen und verschiedene Hautkrebsarten zu entwickeln.

Auch die emotionalen Wunden sind tief. Posttraumatische Belastungsstörung und die Angst vor einem erneuten Auftreten des Krebses können oft den eigentlichen Triumph, geheilt zu sein, überschatten. So gesehen sind Krebspatienten nie fertig mit ihrer Krankheit und den Folgen ihrer Behandlung.

Zentral bei den ästhetischen Operationen war die Funktionsfähigkeit meines Mundes. Schließlich wollte ich weiterhin in der Öffentlichkeit sprechen, die Patienten betreuen, Studierende unterrichten, Vorträge halten und unsere Forschungsergebnisse auf Kongressen vorstellen und debattieren. Abgesehen davon, dass Kommunikationsfähigkeit zu meiner Identität gehört: Dass ich diese Tätigkeiten ausüben kann, bildet auch die finanzielle Grundlage für unser Leben.

Es gab aber noch eine Sache, und die war mir ganz persönlich extrem wichtig. Ich wollte wieder Musik machen können. Seit meinem siebten Lebensjahr, also fast mein ganzes Leben lang, habe ich Trompete gespielt. In Ostwestfalen, wo ich aufwuchs, gehören die kirchlichen Bläserchöre seit dem späten 19. Jahrhundert zur traditionell gepflegten Musik, die überwiegend von Laien getragen wird. Ich spielte in unserem Kirchen- und Schulbläserchor und unserem regionalen Jugendorchester, nahm mehrmals am Bundeswettbewerb «Jugend musiziert» teil. Musiktourneen hatten mich durch Europa und die USA geführt. Obwohl ich in meiner Jugend auch intensiv Klavier spielte, konzentrierte ich mich schließlich auf das Trompetenspiel. Im Laufe der Jahre wurde es ein Teil von mir, ein Teil meiner Identität. Mir schien sogar, dass mein Charakter die wesentlichen Eigenschaften des Instruments angenommen hatte. Wie der Trompetenklang war ich entschieden, deutlich, manchmal auch laut.

Die Musik bot darüber hinaus die Möglichkeit, mich mit

anderen Menschen zu verbinden. Als ich zum ersten Mal nach Boston kam, knüpfte ich über meine musikalischen Aktivitäten Kontakte und fand gute Freunde. Ich bewarb mich bei einem lokalen Orchester, dem Longwood Symphony Orchestra, das hauptsächlich aus Ärzten und medizinischen Fachkräften aus der Umgebung von Boston besteht. Viermal im Jahr geben wir ein Konzert in dem wunderschönen Konzertsaal des New England Conservatory. Und im Sommer veranstalten wir ein Freiluftkonzert, mitten in der Stadt am Fluss. Als ich zum ersten Mal krank wurde, war ich zwanzig Jahre Mitglied dieses Orchesters gewesen. Bei meinem letzten Auftritt, einen Monat vor meiner Operation und wegen der Chemotherapie bereits haarlos, musste ich ein großes Solostück spielen. Ich hatte viel geübt, und es lief wirklich gut. Nach dem Konzert gab das Orchester einen Empfang für mich, als Abschiedsgruß. Meine Kollegen wussten, dass ich nach der Behandlung nicht in der Lage sein würde, eine Trompete an die Lippen zu setzen. Ich war im Reinen mit mir. Ich hatte alles gespielt, was es für mich zu spielen gab, und würde von nun an genauso gern Musik hören, wie ich sie vorher praktiziert hatte. Mir schien, dass mein Leben als aktiver Trompeter ein gutes Ende gefunden hatte.

Das war meine volle Überzeugung, aber ich fiel auf mich selbst herein. Es stimmte nicht, nach all den Jahren mit der Trompete konnte ich nicht einfach aufhören. Ich wollte wieder spielen. Die Frage war nur: wie? Meine rechte Oberlippe war taub, ebenso das Zahnfleisch auf der rechten Seite sowie die rechte Zungenspitze, was auf die Entfernung eines Astes des Trigeminusnervs zurückzuführen war. Am Anfang lispelte ich oft und hatte keine Kontrolle über meine Lippen und Wangen. Selbst unter diesen Umständen kann man noch viel zustande bringen, Trompete spielen jedoch definitiv nicht. Und ausgerechnet das war nun mein Herzenswunsch. Ich bekam eine regelrechte Sehnsucht danach, wieder spielen zu können. Meine Unzulänglichkeit trieb mich zur Verzweiflung.

Sechs Monate nach der Operation reiste ich zum ersten Mal wieder zu einer wissenschaftlichen Konferenz. Tagungsort war Hannover, von Boston aus gesehen also ganz nahe an der Heimat. Ich nutzte einen Abstecher für einen Besuch bei Hans-Joachim Knoke, meinem alten Trompetenlehrer, der damals gerade seine Karriere als Solotrompeter des Bielefelder Orchesters beendet hatte. Ein Jahr zuvor hatte ich ihn kurz gesehen, als er bei einem Überraschungsauftritt meiner Mutter ein Ständchen zum achtzigsten Geburtstag gespielt hatte, aber insgesamt war die Verbindung sehr lose geworden. Mein Besuch war nun eine Reise in die Vergangenheit – aber auch ein verstohlener Blick in die Zukunft.

Wir trafen uns in seinem Studio im Souterrain, wo ich mehr als dreißig Jahre zuvor begonnen hatte, bei ihm Unterricht zu nehmen. Ich war damals ehrgeizig, Feuer und Flamme für die Trompete, von jugendlichem Ungestüm. Knoke war streng und fordernd, gleichzeitig sehr motivierend und fürsorglich, alles andere als ein rein auf Technik konzentrierter Lehrer. Er machte mir klar, dass Talent gut ist, aber diszipliniertes tägliches Üben zu noch besseren Ergebnissen führt. Als Profi-Musiker brachte er mir bei, dass die mentale Vorbereitung auf Konzerte extrem wichtig und die gute Vorbereitung eine Voraussetzung dafür ist, um im Moment des Auftritts alle Kräfte mobilisieren und sein absolut Bestes geben zu können. Auch wenn ich nicht in seine Fußstapfen trat, beeinflusste er mein Leben und meine Karriere tiefgreifend, mehr als jeder andere Lehrer. Denn all das, was ich von ihm für das Trompetenspiel lernte, half mir später auch als Medizinstudent und Arzt enorm.

Als ich ihn nun besuchte, war alles anders als früher. Knoke war schon länger im Ruhestand, ich war körperlich stark beeinträchtigt. Mit all den Erinnerungen an frühere Zeiten und Erfolge fiel es mir schwer, ihm nun gegenüberzutreten. Ich war ein total anderer geworden, jedenfalls äußerlich. Aber trotz der körperlichen Fremdheit und der zeitlichen Distanz konnten wir gleich wieder an die Vergangenheit anknüpfen. Als ich in der Tür stand, umarmte er mich herzlich. Wir freuten uns beide, einander wiederzusehen. Dann ging es in den Übungskeller. Ich hatte mein eigenes Mundstück mitgebracht und spielte auf einer seiner Trompeten. Wobei das falsch formuliert ist. Richtig müsste es heißen: Ich spielte nicht. Genau das war schließlich das Problem. Mein Gesicht fühlte sich steif an, fremd, hölzern. Ich spürte nicht, wo ich das Mundstück ansetzen musste. Wenn ich hineinblies, schlossen sich meine Lippen nicht richtig darum. Wenn ich die Wangen aufblähte, konnte ich die Luft nicht halten, sie entwich mit einem jämmerlichen pfeifenden Geräusch, einem Pups ähnlich.

Ich weiß nicht, ob Knoke jemals einen solchen «Schüler» vor sich hatte. Aber er ließ sich nicht abschrecken. Er lenkte meine Aufmerksamkeit auf die Atmung, die Position meines Kiefers, meiner Zähne, meiner Lippen und meiner Zunge. Er brachte mich dazu, mir den Weg der Luft durch die Mundhöhle vorzustellen, damit die Zunge nicht den Weg verstellte. Er war geduldig, ruhig, aufmunternd. Ich versuchte, ein paar Töne hervorzubringen, wieder und wieder. Noch mal und noch mal. Drei Stunden verbrachten wir in dem Souterrain. Genau dort, wo ich früher mit Leichtigkeit, ohne Mühe Etüden und Übungsstücke gespielt hatte. Und jetzt funktionierte nichts mehr. Absolut nichts. Ich war zutiefst niedergeschlagen, geradezu gedemütigt. Dieser Besuch war ein völliger Fehlschlag, eine dumme Idee gewesen. Statt Fortschritte verzeichnen zu können, zeigte mir mein vergebliches Bemühen erst recht, dass ich zu nichts mehr in der Lage, mein früheres Leben vorbei war. Ich war bereit, aufzugeben. Noch ein einziges Mal, noch ein letzter Versuch, die Position des Mundstücks ein paar Millimeter zu verändern. Und da war er: Ich spielte einen Ton. Nur einen einzigen Ton. Er klang überhaupt nicht schön, aber es war ein echter Trompetenton, kein Quäken, kein Tröten.

Ich war wirklich glücklich. Am liebsten hätte ich geweint vor Erleichterung und Glück. Denn wenn ich einen Ton schaffte, könnte es weitere geben. Es war nicht alles verloren. An diesem Nachmittag brachte ich nichts mehr zustande, was nach Trompete klang. Trotzdem, die Hoffnung war geweckt. Knoke ermutigte mich, es weiter zu versuchen, nicht nachzulassen. Er schrieb mir die Atem- und Aufwärmübungen, an denen wir gearbeitet hatten, für zu Hause auf eine Karteikarte.

Es war das letzte Mal, dass ich ihn sah, er starb vier Monate später. Ich werde ihn nie vergessen, denn ich verdanke ihm unendlich viel: eine neue Perspektive, einen neuen Glauben an das, was möglich ist. Die Karteikarte habe ich eingerahmt. Sie steht auf meinem Schreibtisch und illustriert das Geschenk dieser letzten Begegnung. Täglich erinnert sie mich daran, dass man – mit Unterstützung und Geduld – fast alles schaffen kann.

In Boston fand ich danach einen fantastischen neuen Trompetenlehrer, Steve Emery, der hier am Konservatorium unterrichtete. Wir arbeiteten, und er half mir, wieder zur Musik zu finden. Ich habe wirklich Freude am Musizieren. Dass ich diesen Teil meines Lebens zurückbekommen habe, macht mich glücklich. Ich kann wieder in meinem alten Orchester spielen und ab und zu sogar in einem Blechbläserquintett.

# CHEMOBRAIN

Worauf ich mich mein ganzes Leben lang verlassen konnte: mein Gedächtnis. Latein- oder Griechischvokabeln in der Schule, Musikstücke, die Medizinprüfungen, für die ich Tausende von zusammenhanglosen Einzelheiten behalten musste – mein gutes Gedächtnis hat mir das und vieles andere sehr erleichtert. Übrigens auch die Betreuung von Patienten, da ich mir ihre Krankengeschichte, ihre Testergebnisse und andere wichtige Details problemlos merken kann. In den Monaten nach meiner ersten Behandlung war es damit vorbei. Mein Gedächtnis funktionierte noch, aber nicht mehr zuverlässig. Es war erschreckend. Manchmal fiel mir der Name irgendeines Medikaments nicht mehr ein. Ich wusste genau, wofür es eingesetzt wurde, dass ich es schon hundertmal verschrieben hatte, mir war bekannt, in welcher Dosierung es angewendet wird. Nur der Name – ausgerechnet der! – fehlte. Ich fand das Wort einfach nicht.

Nicht nur solche Standardinfos waren von meinem Gedächtnisverlust betroffen, auch manche Ereignisse. Es kam vor, dass ich anfing, Helle Geschichten aus der Klinik zu erzählen, bis sie mich darauf hinwies, dass ich ihr genau diese Sache tags zuvor schon einmal präsentiert hatte. Es war peinlich, ärgerlich, aber vor allem beunruhigend. Wenn ich mich auf mein Gedächtnis nicht mehr verlassen konnte, war ich dann womöglich ein Sicherheitsrisiko für meine Patienten?

Ich suchte meinen Onkologen auf, und er sagte nur: «Tja,

Chemobrain.» Er setzte sich mit einem Neuropsychologen in Verbindung, um mich testen zu lassen. Ich hatte im Laufe meines Lebens schon etliche Tests absolviert, aber noch nie einen zur Überprüfung meiner neuropsychologischen Funktionen. Es war ein bedrohlicher Gedanke. Was würde passieren, wenn mein Gedächtnis dauerhaft beeinträchtigt wäre? In Forschungsarbeiten sind viele Fälle von eingeschränkten kognitiven Fähigkeiten nach einer Chemotherapie dokumentiert. Die traumatischen Erfahrungen, die mit den verschiedenen Behandlungsformen einhergehen, können auch zu Konzentrations- und Gedächtnisschwierigkeiten beitragen. Was sollte aus mir als Arzt, Forscher und Lehrer werden, wenn mein Gehirn nicht mehr richtig funktionierte und mich sogar die Erinnerung an Selbstverständlichkeiten im Stich ließ? Wie sollte ich Entscheidungen treffen? Wie sollte ich Experimente planen, Studenten unterrichten und benoten?

Die neuropsychologischen Tests waren langwierig, sie zogen sich über einen halben Tag hin. Ähnliche Tests zur Beurteilung der Aufmerksamkeit, zum Kurz- und Langzeitgedächtnis, zur visuellen Wahrnehmung und zur Problemlösungsfähigkeit hatte ich in den 1980er-Jahren absolvieren müssen, um meine Eignung für das Medizinstudium unter Beweis zu stellen. Bei dem Chemobrain-Test schnitt ich ebenfalls gut ab, in vielen Bereichen sogar sehr gut. Doch insgeheim fragte ich mich, wie aussagefähig das Ergebnis wirklich war. Wir hatten ja keinen Vergleich, kein «Vor-Chemo»-Testergebnis. Wie groß der Verlust durch die Therapie wirklich war, würde ich also niemals genau wissen. Der Neuropsychologe empfahl mir, regelmäßig Sport zu treiben, ausreichend zu schlafen und mein Gehirn weiter zu benutzen. Großartiger Ratschlag, insbesondere in Bezug auf Letzteres hatte ich nichts anderes je vorgehabt, und im Übrigen blieb mir ja gar keine andere Wahl. Doch er hatte recht, das regelmäßige «Training» half, und in den folgenden Monaten hatte ich immer weniger Aussetzer. Auch meine Neigung, dieselben Geschichten von der Arbeit immer wieder zu erzählen, pendelte sich auf dem Niveau von vor der Krankheit ein. War der Verdacht auf «Chemobrain» am Anfang dramatisch und alarmierend gewesen und hatte er mein Leben erneut in Frage gestellt, so löste sich diese Bedrohung zum Glück mit der Zeit auf und hatte keine langfristigen Auswirkungen auf mein Leben.

Bei meiner zweiten Therapie nahm ich andere Medikamente, und hinterher stellte ich keinerlei Gedächtnis- oder Konzentrationsprobleme fest. Ich blieb in dieser Hinsicht wirklich ganz der Alte. Meine Aufmerksamkeit scheint durch die vielen virtuellen Sitzungen und online zu erledigenden Aufgaben während der Pandemie mehr in Anspruch genommen zu sein als durch meine erneute Behandlungserfahrung. Wenn ich mir die Erfolge der letzten neun Jahre ansehe, in denen ich meine Forschungsgruppe erweitern, Ergebnisse veröffentlichen, Studenten unterrichten, Krebspatienten behandeln und zusätzliche akademische Führungsaufgaben übernehmen konnte, kann ich getrost den Schluss ziehen, dass sich mein Erinnerungsvermögen wahrscheinlich vollständig von der Chemotherapie erholt hat.

# BEWEISE

An dem Tag, an dem ich nach meiner ersten Krebserkrankung an meinen Arbeitsplatz zurückkehrte, lagen sieben Monate Behandlung hinter mir. Ich hatte noch einen wunderbaren Urlaub mit der Familie in den kanadischen Bergen verbracht und freute mich darauf, wieder einzusteigen und mitzumachen, zunächst nur im Labor. Patienten durch ihre eigene Krankheit zu begleiten, dazu war ich einfach noch nicht in der Lage. Ich begann den ersten Arbeitstag mit großem Elan, war jedoch nach zwei Sitzungen schon so erschöpft, dass ich mich in meinem Büro auf den Boden legen musste und zwei Stunden lang tief und fest schlief. Ich war begierig darauf, zum normalen Leben zurückzukehren – mein Körper war jedoch noch nicht so weit. Ich konnte ihn nicht zu den Leistungen bringen, die ich ganz selbstverständlich von ihm erwartete.

Heute ist mir klar, dass schon die Bestrahlung diese anhaltende und dauerhafte Müdigkeit verursacht haben könnte. Ich glaube nicht, dass ich bis dahin jemals das Wort «Selbstfürsorge» gehört hatte, denn ich hatte es immer für selbstverständlich gehalten, dass mein Körper funktionierte und sich meinem Willen unterwarf. Für Selbstfürsorge hatte ich weder Bedarf, noch gab es einen Anlass dafür. Jetzt stellte sich die Lage anders dar, meine Energie und Ausdauer hatten sich verflüchtigt. Zum ersten Mal in meinem Leben ging ich in ein Fitnessstudio. Zwar war ich mehrere Halbmarathons und zweimal den Boston-Marathon gelaufen. Doch ein regelmäßiges Trainingsprogramm für die allgemeine Fitness hatte ich nie befolgt. Das änderte sich nun. Mein Fitnesstrainer aus dem Studio begann mit drei wöchentlichen Trainingseinheiten am frühen Morgen, um Kraft und Ausdauer aufzubauen. Mit durchschlagendem Ergebnis, ich wurde beinahe süchtig nach dem Training. Der willkommene Effekt bestand darin, dass ich genügend Ausdauer entwickelte, um meine Arbeitstage ohne Zwangspausen durchzustehen. Die Krönung war der erste Halbmarathon, den ich einige Jahre später mit einem Freund in New York City lief – ein Triumph des Lebens über den Krebs.

Als der Krebs wiederkam, war die eingespielte Trainingsroutine eine große Hilfe. Ich bemühte mich auch während der Behandlung nach Kräften darum, ein regelmäßiges Bewegungsprogramm aufrechtzuerhalten, selbst als meine Füße von der Chemotherapie taub waren und ich an manchen Tagen vor Erschöpfung kaum atmen konnte. Am Tag meiner letzten Bestrahlung lief ich gemeinsam mit Helle acht Kilometer, nur um dem Krebs und meinem Körper zu zeigen, dass ich es immer noch konnte. Es war ein befreiendes, ermutigendes Gefühl.

Seitdem frage ich meine Patienten verstärkt nach ihrer körperlichen Aktivität und motiviere sie dazu, sich zu bewegen, wann immer es möglich ist. Ich weiß, dass es nicht einfach ist, die völlige Erschöpfung durch den Krebs und die Therapie ist mir nur zu vertraut. Und sie sollen nicht das Gefühl haben, dass sie meine Erwartungen nicht erfüllen können. Aber ich versuche, meine Patienten mit meiner eigenen Erfahrung zu motivieren.

Im Allgemeinen empfehlen unsere Fachgesellschaften den Krebsüberlebenden, wie auch anderen Erwachsenen, regelmäßige körperliche Aktivität. Sehr viele Daten und Studien zeigen, dass Krebspatienten, die sich bewegen, länger und besser leben. Für mich jedoch liegt die wahre Belohnung in der Gegenwart, weil mir der Sport hilft, den Tag zu überstehen.

Sport hat aber nicht nur positive körperliche Auswirkungen. Gerade das Radfahren bot mir auch noch andere, emotionale und gemeinschaftsbildende Effekte. Kurz nachdem ich meine Forschungsgruppe gegründet hatte, sprach mich der Vater eines Patienten an, der Geld für meine Forschungsarbeit spenden wollte, da er ein besonderes Interesse an der Forschung über Leberkrebs hatte. Er war der Kapitän eines Teams von Radfahrern, die an der Pan Mass Challenge teilnahmen, einer dreihundert Kilometer langen, zweitägigen Tour quer durch Massachusetts, bei der jedes Jahr mehr als fünftausend Fahrer starten. Diese Radtour ist nicht nur eine perfekt organisierte Breitensportveranstaltung, sondern diente von Anfang an dazu, Mittel für die Forschung am Dana-Farber-Krebszentrum zu sammeln. Ich war sofort dabei und fuhr jedes Jahr mit – nur in dem Jahr, als ich bestrahlt wurde, legte ich eine Pause ein.

Wir Freunde und Kollegen treffen uns häufig am Wochenende, um zu trainieren, und die Veranstaltung selbst bringt eine tolle Gemeinschaft von Menschen zusammen: Forscher, die sich der Krebsbekämpfung verschrieben haben, Krebspatienten, Ärzte, Freunde und Angehörige von Patienten. Helle beteiligte sich ebenfalls, schließlich auch unsere älteste Tochter Lavinia, zunächst als freiwillige Helferin und später als Aktive. Teil dieser großen Gruppe Gleichgesinnter zu sein, stärkt mich jedes Jahr aufs Neue. Doch mit meiner Krankheit bekam diese Veranstaltung noch eine ganz andere Bedeutung. Am Ende des ersten Tages kommen alle Teilnehmer – Fahrer und Helfer –, die selbst Krebs erlebt und überlebt haben, für ein Gruppenfoto zusammen und stoßen mit Sekt an. Ein Toast auf das Leben. Ein lebendiger, fröhlicher Beweis dafür, dass Krebs zwar real ist, aber dass die Krebsforschung echte Früchte trägt und innovative Therapien erfolgreich sind. Es war der beste Beweis dafür, dass Leben über Tod, Heilung über Krankheit, Hoffnung über Verzweiflung siegen kann.

In diesen wenigen Minuten, die ich jedes Jahr mit Hunderten von Krebspatienten und Überlebenden bei der Aufstellung für das Foto verbringe, sehe ich in den Gesichtern meiner Mitfahrer das gesamte Spektrum menschlicher Emotionen, die Müdigkeit nach der Etappe, die Freude darüber, das Leben zu feiern, die Spuren der früheren Behandlungen, die Sorge um die Zukunft, aber vor allem einen unauslöschlichen, unbestreitbaren, unleugbaren Lebenswillen. Wenn ich mich umschaue, kommen mir die Tränen. Mir, der ich so gut wie nie weine, laufen die Tränen über das Gesicht. In einer Gemeinschaft von Menschen zu sein, die «verstehen», die die gleichen Narben tragen, die gleiche Achterbahnfahrt von Hoffnung und Angst, Schmerz und Triumph, Erfolg und Misserfolg durchgemacht haben, ist inspirierend und tröstlich. Das ist es, was Krebs-Selbsthilfegruppen über die fachkundige Betreuung durch Onkologen und Behandlungsteams in Krebszentren und -praxen hinaus den Betroffenen bieten.

In der Pandemie 2021 gab es kein Gruppenfoto. Wir trafen uns nur virtuell, doch selbst so waren derselbe Geist und dieselbe Kameradschaft spürbar.

# HOFFNUNG

Was mich über zwei zermürbende Perioden der Krebsbehandlung, über den Verlust beider Gesichtshälften und
die bleibenden Folgen mehrerer Operationen bis heute durch
die Tage trägt, ist die Hoffnung, die feste Überzeugung, dass
auch weiterhin Gutes geschehen wird. Mir und anderen. Im
Grunde bin ich ein optimistischer Mensch, der selbst im An-
gesicht extremer Widrigkeiten daran glaubt, dass alles positiv ausgehen wird. Meine Erfahrung mit der Krankheit, mein
Überleben entgegen aller Wahrscheinlichkeit, hat mich, sofern das überhaupt möglich war, noch optimistischer und
hoffnungsvoller gemacht. Es war diese Hoffnung, die mich
trug, als ich Schmerzen hatte, wenn ich nicht essen und nicht
schlafen konnte. Selbst wenn es während meiner Behandlung
zeitweise böse aussah, hielt mich die Hoffnung bei der Stange,
sogar als die Krankheit das zweite Mal kam. Diese Hoffnung
war und ist real, echt, sie konzentrierte sich auf das Überleben, die Heilung, eine Zukunft mit meiner Familie, obwohl
es dafür wirklich keine belastbaren Hinweise gab. Dass Hoffnung hilft, ist keine subjektive Einschätzung. Psychologische
Studien haben gezeigt, dass sich Hoffnung positiv auf das soziale, geistige und körperliche Wohlbefinden auswirken kann.

In der Anfangsphase meiner Erkrankung schenkte mir
mein Chef in unserer Genetik-Forschungsabteilung, der
selbst Krebs erlebt und überlebt hatte, ein Buch mit dem Titel
«Hoffnung, die wirkt» von Jerome Groopman, der ebenfalls

Onkologe in Boston ist. In seinem Buch erzählt Groopman Geschichten von Krebspatienten, deren Heilungs- und Überlebenschancen nahezu null sind und die dennoch ihre Krankheit überstehen. Das Buch wurde 2003 auf Englisch veröffentlicht, lange bevor das meiste, was wir heute als zielgerichtete Therapie und Immuntherapie kennen, bekannt war oder in der klinischen Praxis angewandt wurde. Es geht aber sowieso nicht um den einen universellen medizinischen Ansatz, der diese Patienten am Leben erhielt, vielmehr ist die Hoffnung das zentrale Element, das sich in den verschiedenen Geschichten ganz individuell darstellt. Dieses Buch beeindruckte mich damals zutiefst. Ich war ja in einer sehr ähnlichen Situation wie die in den Geschichten beschriebenen Menschen: Mit einer sechsundneunzigprozentigen Wahrscheinlichkeit sollte ich innerhalb von fünf Jahren sterben.

Hoffnung ist kein einfaches Konzept. Was ist überhaupt Hoffnung? Es gibt keine eindeutige Definition oder neurobiologische Erklärung für dieses Phänomen. Es ist nicht einmal klar, ob Hoffnung ein Denkprozess oder ein Gefühl ist. Hoffnung richtet sich auf die Zukunft, das lässt sich wohl sagen. Aber was ist, wenn es nach objektiven Maßstäben keine Zukunft geben wird? Ist es überhaupt angemessen, etwas zu hoffen? In der griechischen Mythologie heißt es, als Pandora ihre Büchse öffnete, seien daraus alle Übel und Laster entwichen. Nur die Hoffnung blieb und ist somit das einzige Übel, das uns innewohnt. Hoffnung wird in diesem Mythos als der Wunsch interpretiert, etwas zu erreichen, was wir letztlich nicht bekommen können; wir jagen also einer Illusion nach.

Onkologen, Ethiker, Philosophen und andere denken viel darüber nach, was Hoffnung für den Patienten bedeuten kann, insbesondere den Krebspatienten. Einige warnen vor «falscher Hoffnung» und meinen damit, dass manche Kranken Erwartungen haben, die unrealistisch sind, weil es klinisch gesehen keine Basis dafür gibt. Patienten wollen zum Beispiel unbedingt auch dann noch eine weitere Behandlung, wenn sie medizinisch sinnlos ist.

Diese Debatte hat viele Facetten, und ich bin nicht in der Lage, alle darzustellen. Ich kann nur sagen, dass ich Hoffnung brauchte, um zu überleben. Ich brauchte Erzählungen über das nahezu Unmögliche, über den Erfolg, über die Möglichkeit einer Heilung gegen jede statistische Wahrscheinlichkeit. Und deshalb waren diese Geschichten von anderen Krebsüberlebenden so hilfreich und stärkend. Ich glaubte deshalb nicht automatisch, dass auch ich geheilt werden würde. Ich bin ja kein Phantast. Aber diese Biografien zeigten die Möglichkeit auf, dass es doch gelingen könnte. Sie stellten den Zipfel einer Chance dar. Und genau das war das Ermutigende daran. Ich brauchte diese Aussicht – wie schwach auch immer –, damit ich mir vorstellen konnte, selbst noch einen langen Lebensweg vor mir zu haben. Ich wollte sein wie die Patienten in dem Buch. Genau wie sie war ich erpicht darauf, ein unwahrscheinliches, wunderbares Ziel zu erreichen.

Ich weiß, dass eine solche Übertragung problematisch sein kann. Aber, da bin ich mir sicher, ich hegte nie eine falsche Hoffnung. Schließlich war meine Heilung nicht grundsätzlich ausgeschlossen – sie war nur nicht das, was die Statistik als wahrscheinliches Ereignis vorsah. Mir war immer bewusst: Solange ich keine Metastasen bekomme, besteht eine realistische, wenn auch sehr geringe Chance auf Heilung.

Wenn Hoffnung ein emotionaler Zustand ist, dann kann man sich darin üben. Ich bin überzeugt davon, dass man trainieren kann, hoffnungsvoll zu sein, sich auf positive Ergebnisse zu konzentrieren – selbst wenn klar ist, dass sie alles andere als gewiss sind. Einige Psychologen stimmen mit mir überein und argumentieren, dass diese Art von «erlernter Zuversicht» zu einer besseren emotionalen Verfassung und damit zu einer besseren Lebensperspektive führen kann. Auch dies ist ein schwieriger Weg für die Patienten, und für uns Onkologen ist es wichtig, diese Hoffnung zu fördern.

2013 wurde eine Langzeitstudie über neunzig Jahre aus Dänemark veröffentlicht, in der Menschen nach ihrer Lebensaussicht befragt wurden, ob sie eher optimistisch, neutral oder pessimistisch in die Zukunft blicken. Es stellte sich heraus, dass eine optimistische Lebenseinstellung, vor allem bei Frauen, zu längerem Überleben führt. Positives Denken scheint nicht nur die Lebensqualität, sondern auch die Dauer des Lebens zu beeinflussen. Gleichzeitig muss man aber auch ehrlich sein und den Tatsachen ins Auge blicken – es ist eine sehr schwierige Gratwanderung.

Wie kann man Hoffnung wecken? Selbst wenn die Chancen auf Heilung und Überleben gering sind: Es gibt sie! Ein Großteil unserer Behandlungsplanung ist darauf ausgerichtet, diese Chancen zu maximieren. Wir müssen unsere Patienten über die Behandlungsziele informieren, damit sie unser Vorgehen verstehen. Das ist nicht einfach. Sogar ich hatte ja Schwierigkeiten, ganz und gar zu begreifen, dass meine Ärzte die aggressivste Behandlung vorschlugen, um mich zu heilen. Meiner Ansicht nach sollte man sich als Arzt nicht auf die Statistiken konzentrieren, sondern die Chancen betonen, ohne sie allerdings zu übertreiben und dem Patienten oder der Patientin eine rosige Zukunft vorzugaukeln. Ich bin der festen Überzeugung, dass er oder sie so selbst angesichts scheinbar unüberwindlicher Hindernisse Hoffnung aufbauen kann.

Ich schildere meine eigene Situation oft als Beispiel, und die Patienten wissen das zu schätzen: Meine erste Krebserkrankung überlebte ich viel länger als der «Durchschnittspatient», und obwohl ich ein Krebsrezidiv hatte, das weitere Eingriffe und Behandlungen erforderte sowie neue Schmerzen verursachte, bekam ich wieder eine Chance auf Leben. Was letztlich den Ausschlag dafür gab, dass ich überlebte und andere in vergleichbarer Situation nicht, weiß niemand. Doch dazu erwarten die Patienten auch gar keine Auskunft, sie wissen, dass ich eine solche Frage nicht wissenschaftlich genau beantworten kann. Sie können jedoch die zentrale Aussage meiner Geschichte nachvollziehen: dass es sich lohnt, zu kämpfen, solange noch eine Chance existiert.

Manchmal jedoch gibt es diese Chance nicht mehr, und wir müssen die Hoffnung aufgeben. Aber wann? Wann ist der richtige Zeitpunkt dafür, nicht mehr gegen den Krebs anzukämpfen, sich dem Krankheitsverlauf zu ergeben? Auch darauf gibt es keine Antwort, schon weil die Definition von Hoffnung so unklar ist. Viele Patienten müssen die Hoffnung auf ein Überleben irgendwann aufgeben. Doch Hoffnung bezieht sich nicht nur auf das absolute Entweder-oder, auf Leben oder Sterben. Sie kann sich auf anderes richten, auf die Überlebenszeit und die Lebensqualität. Jemand kann hoffen, noch das Weihnachtsfest zu erleben oder die Geburt des Enkelkinds. Oder dass die Symptome und die Schmerzen geringer werden. Wir Onkologen sollten uns sehr viel Mühe geben, um die individuellen Wünsche und Erwartungen unserer Patienten zu verstehen. So können wir ihnen helfen, sich auf die Ziele zu konzentrieren, die für sie erreichbar sind.

Als Spezialist für Leberkrebs habe ich viele, viel zu viele meiner Patienten sterben sehen. Insgesamt habe ich die Hoffnung, dass es meinen Patienten in Zukunft besser gehen wird, dass sie von einer frühzeitigen Diagnose, von Prävention und innovativer Behandlung profitieren werden, so wie ich davon profitiert habe. In den letzten fünfundzwanzig Jahren hat sich in der Onkologie enorm viel getan. Wir verfügen über Diagnosetechniken und Analysemethoden, die früher außerhalb unseres Vorstellungsvermögens lagen. Ebenso haben sich unsere Behandlungsstrategien extrem verbessert. Im Vergleich zu den – für damalige Verhältnisse hervorragenden – Chemotherapie-Ansätzen der späten 1990er-Jahre haben wir mit neuer zielgerichteter Krebstherapie und Immuntherapie unbeschreibliche Fortschritte gemacht. Ich bin also zuversichtlich, dass noch mehr möglich ist und viele Menschen dadurch noch mehr Hoffnung entwickeln können.

# MEINE ELTERN

Eine unbegreifliche Laune des Schicksals führte dazu, dass bei meinem Vater in genau dem Jahr Leberkrebs diagnostiziert wurde, in dem ich mein eigenes Labor für Leberkrebsforschung in Harvard gründete. Mein Vater war Buchdrucker und hatte seit seinem vierzehnten Lebensjahr organische Lösungsmittel eingeatmet. Außerdem hatte er leichtes Übergewicht und war Diabetiker – drei Faktoren, die sich negativ auf die Leber auswirken können. Als bei ihm sieben Jahre nach seiner Zirrhose-Diagnose fortgeschrittener Leberkrebs diagnostiziert wurde, wusste ich, dass er keine Überlebenschance hatte. Es war schwer, meiner Mutter und meinem Bruder die Nachricht beizubringen. Aber am schlimmsten war es, sie meinem Vater zu vermitteln. Ich war nicht sein Arzt, ich war sein Sohn. Unsere emotionale Verbindung unterschied sich total von der zwischen Patient und Therapeut, sie war viel enger, was die Sache nicht einfacher machte. Ich lebte Tausende von Kilometern entfernt, steckte in einem vollkommen anders funktionierenden medizinischen System und versuchte, mich nicht in das einzumischen, was ich für eine wirklich kompetente Behandlung hielt.

Wenige Tage nach seiner Diagnose saß ich in Deutschland an seinem Krankenbett. Mein Vater war voller Leben und Hoffnung, dankbar für die Fürsorge seiner Ärzte. Er wies die typischen Symptome einer Gelbsucht auf. Die Haut und die Augäpfel waren aufgrund seiner eingeschränkten Leberfunktion gelblich. Helle und ich verbrachten eine Woche mit ihm, während er auf einen Eingriff wartete. Die Blutgefäße, die die Tumore in seiner Leber versorgten, sollten blockiert werden, um die Tumore schrumpfen zu lassen und meinem Vater etwas Lebenszeit zu verschaffen. Mein Vater musste die Wartezeit nicht im Krankenbett verbringen, er bekam tagsüber Ausgangserlaubnis, und so konnten wir einiges gemeinsam unternehmen. Noch heute trösten mich die Erinnerungen an die Ausflüge, die wir unternahmen, die Mahlzeiten, die wir gemeinsam aßen, die Museen, die wir besuchten. Es war Ende Juni, sonnig und warm. Einmal saßen wir auf der Terrasse eines Schlosscafés und aßen frischen Erdbeerkuchen. Ich häufte ordentlich Schlagsahne auf mein Stück, mein Vater lehnte jedoch strikt ab. Die Sahne sei nicht gut für sein Gewicht. Mein erster Impuls war, ihn zurechtzuweisen: «Wen kümmert schon das Gewicht, du hast Krebs im Endstadium. Iss und trink, so viel du willst.» Aber ich hielt mich zurück. Vielleicht war meine Selbstbeherrschung damals eher intuitiv, heute weiß ich, dass es richtig war, meinem Vater die Kontrolle über so triviale Dinge wie Schlagsahne zu lassen. Vier Jahre später kämpfte ich um dasselbe wie er, um Kontrolle, ums Überleben. Wann immer ich Erdbeerkuchen esse, denke ich an ihn und habe kein schlechtes Gewissen, wenn ich mir noch einen extra Löffel Sahne genehmige.

Wir packten so viel Leben wie möglich in die wenigen Tage, die wir mit meinem Vater verbrachten. Wir schafften Erinnerungen, von denen ich heute noch zehre. Er hoffte noch, ich nicht. Doch obwohl ich in meinem medizinischen Urteil ganz sicher war, sagte ich es ihm nicht. Sollen wir Ärzte jemandem die Hoffnung nehmen? Wenn ja, wann wäre der richtige Zeitpunkt dafür? Wie ich schon sagte, bin ich sehr offen meinen

Patienten gegenüber, und ich helfe ihnen bei der Gestaltung ihres Lebensendes. Aber wie ebenfalls bereits gesagt: Ich habe mich auch schon geirrt und lag falsch. Völlig falsch.

Bei meinem Vater irrte ich mich nicht, leider. Im Nachhinein hätte ich ihn einfach aus dem Krankenhaus mit nach Hause nehmen, die anstrengende, nutzlose Behandlung abbrechen sollen. Doch das hätte jede Hoffnung zerstört. Und ich war emotional zu sehr involviert, um eine klare und rational begründbare Entscheidung zu treffen. Abgesehen davon: Hätte ich ihn gegen seinen Willen aus dem Krankenhaus holen können? Ich wusste besser über seine Krankheit Bescheid als er, aber ermächtigte mich das, für ihn und über ihn zu bestimmen? Ich glaube nicht, dass ein Eingriff – oder der Verzicht darauf – den Krankheitsverlauf oder seine Lebensqualität wesentlich beeinflusst hätte.

Mein Vater starb sechs Wochen später, meine Mutter war an seiner Seite. Bis zuletzt hatte er gehofft, das Krankenhaus zu verlassen und wieder mit seinen Enkelkindern spielen zu können. Wann man die Hoffnung aufgibt, die Hoffnung auf Heilung oder auf weniger Leiden, auf Trost und Zeit mit geliebten Menschen – das ist eine Frage, die niemand für einen anderen beantworten kann. Ich vermisse meinen Vater, ich vermisse ihn schmerzlich. Ich wünschte, ich hätte mehr Zeit mit ihm verbracht, mehr Erdbeerkuchen mit ihm gegessen, mehr Spaziergänge mit ihm unternommen.

Meine Mutter starb an einer Covid-19-Infektion in einem Demenzpflegeheim in meiner Heimatstadt Bielefeld, zwölf Jahre nach meinem Vater, sechs Monate nach meiner zweiten Krebsoperation. Sie war gerade neunundachtzig Jahre alt geworden. Ihre Demenz hatte sich schon vor meiner ersten Krebsdiagnose gezeigt. Meine Krankheit machte ihren Gedächtnisverlust für sie und für unsere ganze Familie extrem schwer. In ihrer entfernten Gedankenwelt musste sie jeden Tag aufs Neue «erfahren», dass ihr Sohn Krebs hat. Ich vermied, meine Krankheit oder irgendeinen Aspekt meiner Behandlung zu erwähnen, wenn ich mit ihr sprach, damit sie all die Sorgen und Befürchtungen nicht immer und immer wieder erleben musste. Doch es ließ sich nicht immer verhindern.

Meine Mutter starb zwar an Covid-19, aber im Grunde genommen hörte sie eher auf zu leben. Das Fieber raubte ihr die Kraft, sie konnte nicht mehr essen und trinken. Sie starb nachts, eine Krankenschwester war bei ihr, aber keins ihrer Kinder, niemand aus der Familie, keiner ihrer Freunde. Ich war weit entfernt in Boston – das wäre ohne die Pandemie nicht anders gewesen. Aber auch mein Bruder bekam wegen der Pandemie nur beschränkt Zutritt zu ihr. Nicht einmal an ihrer Beerdigung konnte ich teilnehmen. Mich in ein Flugzeug zu setzen und stundenlang mit vielen anderen Menschen auf engstem Raum beisammenzusitzen, während sich gerade eine neue Virusvariante Bahn brach, wäre ein viel zu großes Risiko gewesen. Schließlich war ich noch immer in Krebsbehandlung, ich hatte mich gerade von der Strahlentherapie erholt. Rational war die Entscheidung klar, aber emotional war sie unglaublich schwer zu treffen. So hat der Krebs das Sterben meiner beiden Eltern geprägt, auf sehr unterschiedliche Weise. Es tut mir weh, dass ich ihnen das nicht ersparen konnte.

# NORMALITÄT

Die amerikanische Dichterin Maya Angelou schrieb: «Du bist die Summe von allem, was du jemals gesehen, gehört, gegessen, gerochen, gesagt und vergessen hast – es ist alles da.» Das leuchtet mir unmittelbar ein. Als Ärzte brauchen wir alles, was wir je gesehen und gehört haben, um zu praktizieren, nur so können wir die Patienten angemessen versorgen. In die Behandlung fließen nicht nur unsere persönlichen Erfahrungen ein, sondern auch die unseres gesamten Fachgebiets. Für jeden Arzt, der eine Krankheit, insbesondere eine schwere Krankheit, erlebt hat, gilt dies erst recht. Die eigene Krankheit wirkt sich auf die Art aus, in der wir uns um die Patienten kümmern. Als Patient erhielt ich Eindrücke, die meine Erfahrungen als Arzt und Betreuer oft bestätigten oder vertieften. Ich gewann aber auch völlig neue Einsichten und korrigierte manche falsche Vorstellung. Mein Umgang mit den Patienten hat sich dadurch verändert. Ich höre ihnen anders zu, ich beziehe ihre Familienangehörigen stärker ein und teile mit ihnen meine eigenen Erinnerungen an Angst, Furcht und Einsamkeit. So kann ich eine engere Verbindung zu ihnen aufbauen. Den größten Wert lege ich darauf, ihnen die Hoffnung nahezubringen. Ich betone die Fähigkeit des Menschen, optimistisch zu sein, und ermutige sie, auf die Wirkung der Behandlungen zu vertrauen.

Wichtig ist mir, dem Patienten bei jeder Visite oder bei jedem Gespräch die Aufmerksamkeit zu schenken, die der Bedeutung dieser Begegnung für ihn entspricht. Erhellend war auch in dieser Hinsicht eine Äußerung des berühmten Cellisten Yo-Yo Ma, als er vor ein paar Jahren an der Harvard Medical School einen Vortrag vor meinen Studenten hielt. Ein Student fragte ihn, woher er die Motivation nehme, ein und dasselbe Musikstück wieder und wieder vor Publikum zu spielen. Yo-Yo Ma antwortete, er versuche, jedes Mal ein einzigartiges und unvergessliches Erlebnis für sich selbst und für das Publikum zu schaffen. In ähnlicher Weise wie Yo-Yo Ma möchte ich, dass meine Patienten bei einer Begegnung mit mir auch das Gefühl haben, etwas Einzigartiges und Unvergessliches zu erleben. Jeder Arzt muss sich Mühe geben, sogar anstrengen, um diese routinemäßig stattfindenden Visiten nicht einfach abzuspulen und oberflächlich zu werden. Wahrscheinlich bin ich auch nicht immer erfolgreich, aber ich versuche mein Bestes. Wenn ich mit unseren Medizinstudenten und angehenden Fachärzten über meine Erfahrungen spreche, konzentriere ich mich am meisten auf diese Botschaft: dass wir niemals Routine in unsere Begegnung mit dem Patienten kommen lassen.

Es klingt banal, aber als das Krebsrezidiv auftrat, profitierte ich von meinen Erfahrungen als Patient aus der ersten Erkrankung, vor allem, was die emotionalen Aspekte angeht. Damals hatte mich das Gefühl des Kontrollverlusts extrem belastet. Nun versuchte ich, mehr zu planen und Schwierigkeiten von vornherein anzugehen – und vor allem, mir Zeit für mich zu nehmen. Während der ersten Krankheitsphase tat ich lange so, als ob ich genauso fit wäre wie immer, und absolvierte mein volles Arbeitspensum bis zur letzten Minute. Diesmal jedoch plante ich besser, obwohl ich mehr in die Verwaltungsarbeit eingebunden war, und delegierte schon Aufgaben an meine Mitarbeiter und Kollegen, als ich offiziell noch gar nicht krankgeschrieben war. Die Pandemie kam mir – zumindest in dieser Hinsicht – zu Hilfe. Nahezu alle Besprechungen fanden virtuell statt, und wenn es mir nicht so gut ging, konnte ich problemlos von zu Hause oder vom Bett aus teilnehmen. Außerdem ruhte ich mich von Anfang an mehr aus und verbrachte mehr Zeit mit der Familie. Da sich körperliche Aktivität sehr positiv auf meine psychische Verfassung und geistige Energie auswirkte, behielt ich meine regelmäßigen Läufe – fünf bis acht Kilometer täglich – so weit wie möglich bei. Ich lief selten allein, nur für den Fall, dass ich unterwegs Probleme bekäme, meistens kamen Helle und unser Hund mit.

Ich beobachtete den Krebs. Anhand der Daten aus den Fitness-Trackern, mit denen ich vorher trainiert hatte, konnte ich genau nachverfolgen, wie viel Energie die Krebsbehandlung meinem Körper Woche für Woche entzog. Diese Daten waren die objektive Bestätigung für mein subjektives Gefühl der Schwächung, das ich genau wie die meisten Krebspatienten empfand. Trotzdem machte ich stur weiter, und das regelmäßige Training hielt mich buchstäblich bis zur Operation in Schwung. Ich achtete mehr auf gesunde Ernährung als beim ersten Mal und versuchte, mein Gewicht zu halten. Schön war, dass Freunde und Kollegen regelmäßig mit einer selbst zubereiteten Mahlzeit bei uns vorbeischauten. Wir hielten einen kurzen Plausch, und das Essen war der physische «Beweis» dafür, dass andere an uns dachten und sich kümmerten. Ich war ruhiger und konzentrierter und legte Wert darauf, dass Helle bei den Arztterminen dabei war. So gingen keine Informationen verloren. Es klingt vielleicht seltsam, aber es ist nun mal so: Ich wurde ein besserer Patient, weil ich schon eine Erfahrung mit der Krankheit gemacht hatte. Wenn ich mir im

Rückblick meine eigenen Patienten mit Rezidiven vor Augen führe, erkenne ich, dass sie an ihrer Krankheit «gewachsen» sind. Sie konnten ihre Reaktionen auf die Therapie fachmännisch beurteilen, konzentrierten sich auf die für sie wichtigen Aspekte und gewannen die Kontrolle zurück. So war es auch bei mir. Die zweite Krankheit erlebte ich insgesamt anders, ich war engagierter, weniger passiv.

Außerdem nahm ich das integrative Therapieangebot unseres Krebszentrums in Anspruch. Während der anstrengenden Monate der kombinierten Chemo-/Immuntherapie vor der Operation erhielt ich eine Serie von Akupunkturbehandlungen, um Übelkeit, Kopfschmerzen, Wundheit im Mund und das zunehmende Taubheitsgefühl in meinen Füßen und Händen zu lindern. Außerdem bekam ich wöchentlich eine Massage gegen die Schulter- und Spannungskopfschmerzen. Mit der Therapie selbst hatten diese Schmerzen wahrscheinlich nichts zu tun, sie waren wohl eher der körperliche Ausdruck für den Stress und den Druck, der sonst kein Ventil fand.

Ein interessanter Gegensatz – Immuntherapie und Akupunktur. Das eine ist der Inbegriff einer hochmodernen Therapie, die auf den neuesten wissenschaftlichen Erkenntnissen beruht. Das andere basiert auf jahrtausendealter Tradition und Erfahrung, die heute auch in modernen Kliniken angewandt und durch eine wachsende Zahl klinischer Studien belegt wird. Genau wie bei den Statistiken und Durchschnittswerten zu Krebs kann man auch aus den Studien zur Akupunktur nicht herauslesen, was genau diese Methode dem Einzelnen an Vorteilen bringt. Für mich jedenfalls war die Bilanz erfreulich: Mir war weniger übel, meine Kopfschmerzen waren geringer, und die Schmerzen im Mund ließen sich ohne Medikamente aushalten. Meine Neuropathie scheint sich schneller verbessert zu haben. Abgesehen davon genoss ich auch die Sitzungen selbst. Mehrere Stunden pro Woche verbrachte ich in der Stille des Behandlungsraums, war auf mich und meinen Körper konzentriert, hatte Zeit zum Nachdenken und um mich zu erholen – und manchmal legte ich auch einfach ein Nickerchen ein.

Sieben Jahre und neun Monate – so viel Zeit lag zwischen der ersten Diagnose und der zweiten Erkrankung. Ich habe mich in der Zeit verändert, und manche Menschen in meiner Umgebung empfanden einige meiner neuen Charakterzüge als «herausfordernd». Das kann ich nachvollziehen. Als ich nach der ersten Therapie wieder anfing zu arbeiten, war ich von Lebensfreude und Neugier auf meine Aufgaben erfüllt. Ich war schon immer zielstrebig und engagiert gewesen, sonst hätte ich dem akademischen Druck in Harvard gar nicht standhalten können. Aber nun war ich regelrecht ungeduldig, mich trieb ein Gefühl der Dringlichkeit, ich legte ein ordentliches Tempo an den Tag, war risikobereiter als früher und schneller in den Entscheidungen. Für die Mitglieder des Teams und für meine Kollegen war es nicht einfach, mir immer zu folgen.

Mich beherrschte das Gefühl, das Beste aus meinem Leben und meiner Arbeit herausholen zu müssen – und zwar genau jetzt, für den Fall, dass ich doch Pech hätte und nicht mehr lang lebte. Demgegenüber die Normalität, ja sogar Banalität des täglichen Lebens zu ertragen, fiel mir schwer. Helle brachte es auf den Punkt und zeigte mir, worauf es – Krebs hin oder her – noch immer ankam: «Du warst krank und bist durch die Hölle gegangen, das weiß ich. Aber jetzt geht es dir besser, und das heißt: Wir müssen beide dafür sorgen, dass unsere Kinder zu essen haben und sich etwas anziehen können. Wir müssen dafür sorgen, dass sie ihre Hausaufgaben machen, sich mit den Freunden treffen können, ihren Sport treiben und für die Musikstunden üben. Wir müssen das alles hier am Laufen halten. Und du musst deinen Teil übernehmen, damit es läuft.»

Vielen Krebsüberlebenden erscheint jeder neue Tag wie ein Geschenk. Dagegen fällt die Bedeutung der täglichen Normalität total ab. Man hat schon das Ende seines Lebens heraufscheinen sehen, und nun soll man die Spülmaschine ausräumen? Die Wäsche aufhängen? Die Diskrepanz ist enorm, und das Bewusstsein, dem Tod von der Schippe gesprungen zu sein, scheint einen den Banalitäten des Lebens zu entheben. Doch wie die Binsenwahrheit sagt: Das Leben geht weiter, und dazu gehören eben schmutzige Teller und Kinderfahrdienst. Helle hatte vollkommen recht, dass sie mir die «Freuden der Pflicht» vor Augen hielt, die ich nun nicht mehr vernachlässigte.

Mein Leben war ein Geschenk, und das würdigte ich auf vielerlei Weise. Ich widmete mich mit großer Leidenschaft der Leitung meiner Forschungsgruppe, der Lehre und der Patientenversorgung, als ich endlich wieder so weit war. Ich feuerte meine Kinder bei den Baseballspielen an, fuhr sie zum Fußballtraining und hörte ihren Bratschenkonzerten zu. Ich entdeckte selbst meine Liebe zum Musizieren wieder. Ich wurde nahbarer in meinem persönlichen Umgang, meldete mich bei Kollegen, um meine Anerkennung für eine gelungene Publikation auszudrücken, und feierte die Erfolge der Trainees. Als Familie achteten wir darauf, mehr Zeit miteinander zu verbringen, vor allem im Urlaub. Jedes Jahr fuhren wir im Frühjahr und im Sommer zum Wandern und erlebten großartige Campingabenteuer. Ich bin froh, dass uns das gelungen ist und wir den Kindern nahe waren.

Auch wenn sich einige zunächst nur schwer an mein neues Tempo gewöhnen konnten: Der Schwung, mit dem ich ins Leben und an die Arbeit zurückkehrte, wirkte sich sehr positiv auf meine Karriere aus. Ich vergrößerte meine Forschungsgruppe und bekam für unsere Forschungsprojekte mehr Fördermittel. Drei Jahre nach dem Ende der Bestrahlung übernahm ich die Leitung des Harvard-MIT-Programms für Gesundheitswissenschaften und Technologie. Damit wurde mir die Ausbildung von Ärzten anvertraut, die zugleich Forscher, Wissenschaftler und Erneuerer sein wollten. Weitere zwei Jahre später, also fünf Jahre nach dem Ende der Behandlung, wurde ich Chefarzt der Gastroenterologie am Massachusetts General Hospital.

Ich brauchte ungefähr vier oder fünf Jahre, bis ich nach der ersten Behandlung aufhörte, «ständig über die Schulter zu schauen», das heißt, bis ich die Angst ablegte, dass der Krebs zurückkäme. Es gab Schreckmomente, wie etwa bei den Lungenknötchen auf meiner Computertomografie nach den ersten zwei Jahren, aber im Großen und Ganzen nahm meine Alarmbereitschaft langsam ab. Ich hatte immer noch mit den Folgen und Nachwirkungen meiner Therapie zu tun, einschließlich der zahlreichen rekonstruktiven Operationen, um die Schäden der Behandlung zu korrigieren. Als die Angst weg war, konnte ich mich voll und ganz auf die Gegenwart konzentrieren.

Wahrscheinlich traf mich die erneute Diagnose deshalb völlig überraschend, wie aus dem Hinterhalt. Vielleicht hätte ich als Krebspatient und als Arzt den kleinen neuen Pickel in meinem Gesicht ernster nehmen müssen. Dann hätte ich sofort die richtige Schlussfolgerung ziehen können. Aber ich tat es nicht. Warum nicht, kann ich nicht genau sagen. Vielleicht war es eine sogenannte kognitive Dissonanz, das absichtliche Ignorieren des körperlichen Zeichens – nach dem Motto «Was nicht sein darf, kann nicht sein» –, die allgemeine Ausnahmesituation der Pandemie oder meine kompromisslos positive Lebenseinstellung. Rückblickend ist die Sache klar, ich hätte schon viel früher etwas bemerken müssen. Im Nachhinein erkannte ich auf Fotos, die ein Jahr vor meiner zweiten Diagnose aufgenommen wurden, subtile Veränderungen in meinem Gesicht. Aber nun ja, hinterher ist man immer klüger. Ein Gutes hatte der verzögerte Scan allerdings: Ich konnte mich für die klinische Studie anmelden, mit der die Immuntherapie erprobt wurde, die zu einem Absterben aller Krebszellen führte. Hätte die Kontrolluntersuchung regulär stattgefunden, also sechs Monate früher, hätte ich wahrscheinlich nicht die Möglichkeit gehabt, an der Studie teilzunehmen. Und wie es dann ausgegangen wäre, wer weiß ...

Jetzt bin ich wieder voll berufstätig, mit großen Projekten und erheblichen Anforderungen vor mir. Wir sind ja immer noch im Griff der Covid-19-Pandemie, was erhebliche Auswirkungen auf meine Arbeit hat. Mein Privatleben nimmt seinen gewohnten Gang, außer dass die Kinder in rasender Geschwindigkeit größer werden, die Großen schon fast erwachsen sind. An vielen Tagen denke ich nicht einmal mehr daran, dass ich ein Patient bin, auch wenn manche Nebenwirkungen der Krebsoperation und der Bestrahlung immer noch präsent sind. Die Immuntherapie läuft weiter. Alle drei Monate werden CT- und MRT-Scans durchgeführt, um Gesicht, Hals, Brust, Bauch und Becken zu untersuchen. Bald werden sich diese Intervalle verlängern, wenn alles weiterhin gut läuft. Ich habe keine Angst mehr vor den Scans, oder sagen wir: Die Termine lähmen mich nicht mehr so wie früher. Weil weiterhin keine Anzeichen von Krebs zu sehen sind, ließ ich mir sogar am Tag nach den letzten guten Scans am 7. Juni 2022 meinen Port entfernen — ein echter Feiertag!

Bisher liegen noch nicht viele Erfahrungen mit der Immuntherapie vor, schon gar nicht für meine Krebsart. Wir wissen daher nicht genau, wie lange wir sie aufrechterhalten sollten. Also geht mein Onkologe so vor: Wir nutzen die Daten aus den Therapien gegen Hautkrebs, für die das Immuntherapeutikum Pembrolizumab bei Melanomen im Frühstadium nach der Operation zugelassen wurde. Wir beobachten, wie ich mich fühle, von einem Zyklus auf den nächsten. Und wir hoffen, dass meine Krankenkasse das Medikament weiterhin bezahlt. Ich gehe davon aus, dass das Ganze mindestens zwei Jahre dauern wird. Aber es könnte auch länger werden. Dennoch habe ich nicht mehr das Gefühl, die Kontrolle zu verlieren. Ich fühle mich frei und bin hoffnungsvoll, optimistisch und energiegeladen.

Nichtsdestotrotz wache ich manchmal auf und habe Zweifel daran, dass alles gut ausgehen wird. Und es gibt Nächte, in denen ich aus einem Albtraum aufschrecke. Aber diese düsteren Momente werden seltener, zum Glück. Warum genau, weiß ich nicht. Wahrscheinlich ist es eine Kombination aus meiner Erfahrung mit zwei Krebserkrankungen, mein absolutes Vertrauen in die medizinische Wissenschaft und die Krebsforschung sowie die Tatsache, dass die Therapie alle Krebszellen zerstört hat und diejenigen, die sich möglicherweise irgendwo verstecken, auch noch zur Strecke bringen wird.

Ich suche nicht nur die onkologische Station regelmäßig auf, ich habe auch sonst ständig Termine in verschiedenen Ambulanzkliniken. Wir müssen die chronische Entzündung in meinem Mund kontrollieren, die die Immuntherapie verursacht. Ich bin regelmäßig beim Zahnarzt, damit der strahlenbedingte Speichelverlust nicht zu einem beschleunigten Zahnverfall führt. Mein nächster Operationstermin in der plastischen Chirurgie steht bereits fest, und ich werde danach noch weitere Operationen benötigen, damit sich die Funktionen einiger Muskeln weiter verbessern und die Symmetrie im Gesicht halbwegs wiederhergestellt werden kann. Es scheint so, dass mein plastischer Chirurg und ich eine lebenslange Beziehung eingegangen sind, was mich mit Trost und Zuversicht erfüllt. Ich werde nicht an einem Schönheitswettbewerb teilnehmen, sondern ich möchte sicherstellen, dass mein Gesicht weiterhin funktioniert, dass ich meinen Job machen und vor Menschen stehen kann, sie ansprechen und führen kann, ohne dass Einschränkungen oder Narben sie ablenken oder stören könnten.

In meinem täglichen Leben ist der Krebs nicht mehr allgegenwärtig, und diesen Zustand habe ich viel schneller erreicht als nach meiner ersten Krebserkrankung. Damals war ich fast zwei Jahre lang nicht mehr als Arzt in der Klinik tätig. Ich hatte das Gefühl, dass ich aufgrund meiner eigenen Situation nicht genügend Energie und Überzeugungskraft aufbringen konnte, um meine Patienten bei den schwierigen Entscheidungen, die sie – teilweise kurz vor ihrem Lebensende – treffen mussten, ausreichend unterstützen zu können. Ich war einfach mental zu sehr mit meiner eigenen Krankheit und der Bedrohung durch den Tod beschäftigt. Beim zweiten Mal begann ich innerhalb von drei Monaten, mich wieder um Patienten zu kümmern. Es fühlte sich gut an, nützlich zu sein und mich voll zu engagieren – schließlich habe ich ja nur deshalb Medizin studiert, damit ich kranken Menschen helfen kann.

Und jetzt, mit den beiden selbst erlebten Krankheiten, kann ich es vielleicht sogar noch besser als zuvor.

# DIE SINNFRAGE

M einen Patienten habe ich immer gesagt, dass sie ihr Leben anpacken und jeden Tag so leben sollten, als wäre er ihr letzter. Sie sollten einfach das Beste daraus machen. Insbesondere diejenigen, die unheilbar krank waren, wollte ich so ermutigen, sich dem Tod nicht vor der Zeit zu ergeben. Martin etwa, ein Journalist, der an fortgeschrittenem Lungenkrebs erkrankt war, setzte meine Worte in die Tat um. Damals, im Jahr 2000, waren unsere Behandlungsmöglichkeiten noch sehr begrenzt, er litt unter ständiger Kurzatmigkeit und einem chronischen Husten. Als wir seine folgenden Behandlungstermine vereinbarten, fragte er mich, ob wir eine Pause einlegen könnten. Er wollte mit seiner Frau mindestens einen Monat auf einer Insel in der Karibik verbringen. Nur am Strand sitzen, auf das Meer schauen und über sein Leben nachdenken. Er wollte die Behandlung nicht abbrechen, aber diese Reise auch nicht weiter aufschieben. Ich holte schon Luft, um ihn davon zu überzeugen, dass er besser bleiben und die Behandlung fortsetzen sollte, da lächelte er mich verschmitzt an: «Herr Doktor, Sie haben selbst zu mir gesagt, ich solle das Beste daraus machen. Und genau das will ich jetzt tun.»

Also fuhren Martin und seine Frau für sechs Wochen in die Karibik, gingen Hand in Hand am Meer spazieren, sprachen über ihre Kinder und ihr Leben. Er kam zufrieden zurück, und in den folgenden acht Monaten, die er noch lebte, erzählte er mir von dieser Reise, den Wellen, dem salzigen Geruch in der

Luft, den magischen Sonnenuntergängen und wie wichtig diese Reise für ihn gewesen war. Es war keine Reise, auf der eine Reihe von Highlights abgehakt wurde, von Orten, die man «gesehen haben» musste. Martin brauchte Raum und Zeit, um mit seiner Diagnose und seinem bevorstehenden Tod klarzukommen.

Als ich nach meiner ersten Behandlung an meinen Arbeitsplatz zurückkehrte, erinnerte ich mich an Martin und daran, wie ich allen meinen Patienten geraten hatte, ihr Leben in vollen Zügen zu genießen, es sinnvoll zu gestalten. Ich prüfte mich kritisch, ob ich meinen eigenen Rat befolgt hatte – und musste mir eingestehen, dass ich es nicht geschafft hatte. Manchmal war ich so auf die Zukunft fokussiert, dass ich ganz vergaß, in der Gegenwart zu leben. Dass ich mein Leben nicht auf die Zukunft verschieben konnte – und mit der Krankheit erst recht nicht –, fiel mir erst spät auf. Ich hätte mir nur meinen Vater vor Augen führen müssen. Wenn er erst mal im Ruhestand wäre, wollte er nach Norddeutschland ziehen, Vögel und Wildtiere beobachten und Geschichtsbücher lesen. So war sein Plan. Als er im Alter von knapp einundsiebzig Jahren starb, war er immer noch nicht in Rente. Und selbst wenn er den Leberkrebs überstanden, selbst wenn er sich zur Ruhe gesetzt hätte – die beginnende Demenz meiner Mutter hätte die Verwirklichung seiner Träume verhindert.

Mein Vater und etliche andere sind mir ein warnendes Beispiel, jetzt, nach der zweiten Krebserkrankung noch viel deutlicher als zuvor. Ich will wirklich jeden Tag mit der Intensität, der Lebendigkeit und der Konzentration leben, als wäre es mein letzter – ohne Melancholie oder Trauer, dass er es wirklich sein könnte.

Doch was heißt das eigentlich: jeden Tag so leben, als wäre

es der letzte? Wie sieht das konkret aus? Soll man sich nur noch auf die Termine der Kinder konzentrieren, auf die Arbeiten am Haus oder im Garten? Ich habe viel darüber nachgedacht, aber selbst jetzt bin ich mir nicht sicher, dass ich eine Antwort darauf habe, ein gutes Modell sowieso nicht. Manchmal führte mein Letzter-Tag-Programm dazu, dass ich mich rücksichtslos gegenüber den Menschen in meiner Umgebung verhielt, gelegentlich vernachlässigte ich auch die Konsequenzen für die Zukunft. Auf Dauer lässt sich das nicht durchhalten. Also habe ich versucht, den Sinn nicht im Extremen, sondern im Alltäglichen zu suchen, in den täglichen und persönlichen Begegnungen.

Mir gefällt der Gedanke, dass ich die Zukunft gestalte und gleichzeitig im Hier und Jetzt bin, wenn ich mich den Menschen zuwende und in meine Beziehungen zu ihnen investiere. In meine Ehe und meine Familie. Ich investiere Zeit, um meinen Freunden zuzuhören und mit ihnen zusammen zu sein. Ich investiere Zeit in meine Doktoranden im Labor. In meine Studierenden und in meine Kollegen. Gleichzeitig nehme ich mir aber auch mehr Zeit für mich selbst, um nachzudenken, zu genießen und zu staunen. Es klappt nicht jeden Tag, beileibe nicht. Manche Tage gehen einfach vorbei, namenlos, ohne Eindruck zu hinterlassen. Doch anstatt einer verpassten Gelegenheit nachzutrauern, freue ich mich auf den nächsten Tag und das Versprechen, das er bringt. Ich jage keinen aufregenden Erlebnissen nach, ich habe keine Checkliste der Dinge vor meinem geistigen Auge, die ich in meinem Leben getan haben müsste. Es geht nicht um Sightseeing, nicht um den Erwerb von irgendetwas. Ich versuche, etwas zu bewirken und Erinnerungen zu schaffen. Dazu ist keine extravagante Reise nötig.

Den Weg eines jeden Krebspatienten kennzeichnen einige extreme Momente der Erschütterung, des Verlusts, der unglaublichen Angst, der Depression und der Trauer. Vielleicht gibt es einen Punkt, der der absolute Tiefpunkt sein könnte. Ich habe einige solcher Momente erlebt. Wenn möglich, vermeide ich es, daran zu denken. Zu diesen Situationen gehört der Moment, in dem ich nach meiner ersten Operation erfuhr, dass die Wundränder positiv waren, dass es noch immer Krebszellen in meinem Gesicht gab und die ganze Chemotherapie und die grausame Operation scheinbar umsonst gewesen waren. Verstärkt wurde das Entsetzen dadurch, dass wir nicht sofort einen Therapieplan aufstellen konnten. Es war ein Moment der absoluten Hilflosigkeit. Noch heute wird mir bei der Erinnerung daran eiskalt, und ich fühle mich total allein gelassen. Ähnlich war es, als das CT der Lunge vermeintlich einen stark gestreuten Krebs zeigte, der mit hoher Wahrscheinlichkeit rasch zum Tod führen würde. Dieser Moment dehnte sich zum schrecklichsten Monat meines Lebens aus, in dem jeder Tag und jede Nacht das totale Grauen waren. Und der Morgen, an dem wir erfuhren, dass der Krebs zurückgekehrt war, gehört definitiv in den Katalog des Horrors.

Solche Momente sind sehr dunkel, fast schwarz, aber ich glaube, dafür sind die Momente des Glücks und der Heiterkeit desto heller, strahlender. Es ist fast so, als ob sich der dynamische Bereich meiner Erfahrung erweiterte. Als Musiker verbringen wir die meiste Zeit unseres Lebens zwischen mezzopiano und mezzoforte. Nichts wirklich Leises, nichts wirklich Lautes, nichts wirklich Tiefes, nichts wirklich Hohes – es ist eine Metapher für das Leben insgesamt. Diese Abfolge des Gleichmaßes wird unterbrochen von großen Ereignissen, die unserem Leben Kontur geben – Hochzeiten, Geburten, Zeiten des Glücks und der Freude, Zeiten der Trauer und Verzweiflung, Beerdigungen, Verluste. Mir kommt es so vor, als ob Krankheit, insbesondere Krebs, unsere Gefühle verstärkt. Die Dunkelheit wird dunkler, aber die Lichter strahlen dafür noch intensiver. Der – musikalisch gesprochen – dynamische Bereich unseres Lebens, unserer Erfahrungen, erweitert sich. Er reicht von pianissimo bis fortissimo, von superleise bis megalaut. Und so erinnere ich mich an das Flackern des Glücks, an Momente der Freude, selbst inmitten langer dunkler Tunnel. An einen Abend mit Freunden beim gemeinsamen Essen, Spielen und Lachen. Die atemberaubende Begeisterung, als ich meinen ersten 10-Kilometer-Lauf nach der Behandlung schaffte. Und natürlich die jubelnde Freude über gute Werte bei einer Kontrolluntersuchung. Ich erinnere mich noch an die erste Serie von Scans, die nach meiner ersten Operation gemacht wurden. Sie waren sauber. Zur Feier des Tages gingen Helle und ich spontan zu einem Konzert von Herbert Grönemeyer, der an diesem Abend auf Tournee in Boston war, um seine CD mit ins Englische übersetzten Liedern vorzustellen. Aber das Publikum wollte ja auch die deutschen Originale, und so sangen Helle und ich diese lauthals mit, in Erinnerung an unsere Teenagertage.

Als sich vor noch nicht allzu langer Zeit herausstellte, dass die kombinierte Chemo-Immuntherapie alle Krebszellen ausgelöscht hatte, ergriff mich ein beinahe spirituelles Gefühl der Erlöstheit. Ich weiß noch genau, in welchem Zimmer ich mich zu Hause befand, als ich den Anruf mit der guten Nachricht erhielt, und wie ich anschließend die Treppe hinuntertanzte, um es Helle zu sagen. Ich habe definitiv gelernt, diese hellen Lichter zu feiern, das Glück auszukosten und in (fast) jedem Tag auch kleinste Anlässe für Freude zu finden.

Ich werde oft gefragt, ob es einen tieferen Sinn in der Krankheit gibt, ob Verlust und Leiden einen Sinn haben. Der Gedanke, dass Krankheit einem Menschen helfen kann, zu reifen, eine höhere Ebene der Einsicht zu erreichen, ist in religiösen Vorstellungen ebenso präsent wie in philosophischen Gedanken. Ich sehe das nicht so. Meine Haltung ist viel schlichter, ich denke über Krankheit nach, ohne dass Gott oder eine andere metaphysische Erklärung dafür notwendig wären. Es gibt meiner Ansicht nach kein «Warum», keine Begründung, keinen höheren Sinn in der Krankheit. Es gibt keine Absicht, nur eine statistische Abweichung, die zufällige Mutation eines Gens, eine unbemerkte Exposition, ein Zusammentreffen von Ereignissen. Für mich hat Krankheit keinen existenziellen Sinn, keine Bedeutung. Die Vorstellung, dass wir geprüft, herausgefordert werden müssen, um uns zu bewähren, ist grausam. Wenn Krankheit einen Sinn hätte, dann müssten auch Naturkatastrophen, Massaker und Kriege einen Sinn haben. Ich bin weder Philosoph noch gläubig genug, um das zu erkennen. Ich bin kein Held, der sich beweisen musste, bin kein Held, weil ich Krebs hatte. Was ich erlebt habe, sehe ich weder als eine göttliche Aufgabe für mich noch als eine gut gemeinte oder notwendige Gelegenheit zum persönlichen Wachstum. Was ich und viele Menschen erleben – Patienten mit Krebs, mit anderen chronischen Krankheiten, Männer, Frauen und Kinder, die Opfer von Gewalt geworden sind oder Traumata erlitten haben –, das ist die grausame Realität des Lebens. Zufällige Ereignisse, die ohne Plan diesem oder einem anderen Menschen widerfahren.

Ich habe sogar Ärzte über den Sinn von Krankheit sprechen hören. Mir erscheint das zynisch. Warum werden einige Patienten geprüft und andere nicht? Warum braucht man

Wachstum, Mut oder Entschlossenheit? Der romantische Dichter Novalis, der an Tuberkulose litt und ihr im Alter von achtundzwanzig Jahren erlag, sagte: «Krankheiten, besonders langwierige, sind Lehrjahre der Lebenskunst und der Gemütsbildung.» Vielleicht ist es so, dass sich mein «Gemüt» entwickelt hat, wenn ich die oben beschriebenen Veränderungen meiner Lebenseinstellung bedenke. Aber ich habe nicht um diese Chance gebeten. Ich bewundere viele meiner Patienten, die während ihrer Krebserkrankung Wachstum, Entschlossenheit, Heldenmut und Tapferkeit gezeigt haben. Aber ich kenne auch viele Patienten, die an ihrer Krankheit zerbrochen sind, deren Partnerschaften zerstört wurden und die verheerende finanzielle Verluste erlitten haben. Sollen diese Patienten Menschen sein, die der Prüfung nicht gewachsen waren? Die nicht genügend Mumm oder Mut hatten? Die versagt haben? Kein Patient, ob er Krebs hat oder eine Herzschwäche oder eine Autoimmunkrankheit, hat um eine Chance gebeten, zu wachsen oder sich auf diese Art zu beweisen. Ja, als Patient habe ich die Möglichkeit, meine Fähigkeiten, meine Stärken und mein Potenzial zu nutzen, um auf die Herausforderung einer Krankheit zu reagieren, ich kann und werde mich durch eine schwere Krankheit verändern. Aber bildet solche Härte den Charakter? Führt ein Trauma notwendigerweise zu größerer Stärke? Hilft uns ein Verlust, ein besserer Mensch zu werden? Vielleicht, doch das ist schon sehr weit hergeholt, bringt eine Krankheit in den Patienten die Kraft und Entschlossenheit zum Vorschein, die sie besitzen, aber nie zu zeigen brauchten. Ich habe viele Helden kennengelernt, die tapfer gegen den Krebs gekämpft haben – Helden, die es vorgezogen hätten, einfach nur normale, gesunde Menschen zu sein.

Oft verändert ein Zufall das Leben, sei es eine Pandemie, ein Unfall oder eine beliebige Mutation in einem Gen. Können wir dem wirklich eine Bedeutung beimessen? Können und sollen wir von unseren Patienten, unseren Mitmenschen, erwarten, dass sie wachsen angesichts akuter oder chronischer Arbeitsunfähigkeit, unglaublicher Schmerzen und Entbehrungen, den Tod vor Augen? Die entschiedenste Reaktion auf den Krebs und der Sinn eines Kampfes gegen ihn bestehen darin, zu überleben, nicht darin, sich zu vervollkommnen. Das Ziel ist das Leben, nicht die Erleuchtung. Letztlich ist es das, was Patienten, unterstützt von ihren Familien und Ärzten, im Kampf gegen den Krebs wollen: am Leben bleiben.

# ANHANG

## FOTODOKUMENTATION

Wenn Sie den unten stehenden QR-Code scannen, finden Sie eine Auswahl der Fotos, die Rania Matar (www.raniamatar. com) während meiner Behandlung gemacht hat. Für mich waren und sind sie ein Weg, die Erinnerung an mein altes Gesicht zu behalten und mich mit dem neuen anzufreunden. Sie sind der Beweis, wie eine brutale Behandlung ein gutes Ende nehmen kann. Mit der Entscheidung, sie anderen zugänglich zu machen, verbinde ich die Hoffnung, dass sie, obwohl sie Versehrtheit und Schmerz zeigen, anderen dabei helfen können, ebenfalls Zuversicht zu schöpfen.

# ZEITLICHER ÜBERBLICK

Mir ist bewusst, dass man bei meiner Krankheitsgeschichte leicht den Überblick verlieren kann, wann welche Diagnose gestellt und welche Therapien durchgeführt wurden. Deshalb habe ich eine Chronologie erstellt, in der die wichtigsten Etappen und Eingriffe verzeichnet sind. So nüchtern sich diese Zeitleiste darstellt, so schmerzhaft und belastend war jedes Ereignis in dem Moment, in dem es stattfand. Es ist enorm, was ich mit Hilfe meiner Ärzte und meiner Familie bewältigt habe.

Obwohl ich ja alles selbst erlebt habe und mich auch gut erinnere, war ich überrascht, wie lang die Liste letztlich wurde. Es gab seit 2013 praktisch kein Jahr, in dem ich mich nicht um die Krankheit und ihre Nachwehen kümmern musste. Das ist typisch für Krebs, er nimmt jeden eine lange Zeit in Anspruch. Vielleicht ist es gut, wenn man das im Vorhinein nicht allzu genau weiß. Man könnte sonst den Mut verlieren und die «Reise» gar nicht erst antreten.

Keiner weiß im Voraus, wie erfolgreich eine Krebstherapie sein wird, aber aus meiner persönlichen Erfahrung heraus kann ich sagen, dass es sich lohnt.

Ich bin am Leben geblieben, nur das zählt.

**FEBRUAR 2013** – Diagnose Angiosarkom unterhalb des rechten Auges
**FEBRUAR-MAI 2013** – Neoadjuvante Chemotherapie mit Gemzar (Gemcitabin) und Taxol (Paclitaxel)

**MAI 2013** – Krebsoperation der rechten Gesichtshälfte mit Gesichtsrekonstruktion

**MAI 2013** – Pathologiebefund: Wundränder weisen Krebszellen auf

**JUNI-JULI 2013** – Strahlentherapie: 17 Sitzungen, totale Dosis 51 Gray (Gy)

**SEPTEMBER 2013-FEBRUAR 2015** – alle 3 Monate MRT- und CT-Scans

**FEBRUAR 2014** – Plastische Chirurgie

**AUGUST 2014** – Plastische Chirurgie

**11. FEBRUAR 2015** – Multiple Lungenknötchen im CT

**10. MÄRZ 2015** – Komplette Rückbildung aller Lungenabnormalitäten

**JANUAR 2016** – Plastische Chirurgie

**APRIL 2016** – MRT- und CT-Scan

**JANUAR 2018** – MRT

**FEBRUAR 2018** – Plastische Chirurgie

**JANUAR 2019** – Plastische Chirurgie

**NOVEMBER 2020** – Diagnose: Angiosarkomrezidiv (Wiederauftreten des Angiosarkoms auf der linken Gesichtshälfte)

**NOVEMBER 2020-MÄRZ 2021** – Palliative präoperative Therapie in klinischer Studie mit Keytruda (Pembrolizumab) und Halaven (Eribulin)

**25. MÄRZ 2021** – Notfall-Blinddarmoperation

**30. MÄRZ 2021** – Krebsoperation auf der linken Gesichtshälfte mit Gesichts- und Augenlidrekonstruktion

**APRIL 2021** – Pathologiebefund: komplette Abwesenheit von Krebszellen

**MAI-JUNI 2021** – Strahlentherapie: 22 Sitzungen, totale Dosis 55 Gray (Gy)

**AB AUGUST 2021** – Adjuvante Therapie mit Keytruda
(Pembrolizumab)
**AB SEPTEMBER 2021** – MRT- und CT-Scans alle 3 bis
4 Monate
**MAI 2022** – Plastische Chirurgie
**OKTOBER 2022** – Plastische Chirurgie

# DANKSAGUNG

Die Danksagungen zu schreiben, ist eigentlich der beste Teil der Schreibarbeit an diesem Buch. Erst einmal ist allein die Tatsache, dass ich hier bin und in der Lage, Danke zu sagen, diese Zeilen zu schreiben, ein Grund für Dankbarkeit: dass ich am Leben geblieben bin.

Dass ich am Leben bin, habe ich vor allem meinem Ärzte-, Pflege- und Betreuungsteam am Dana-Farber-Krebszentrum in Boston zu verdanken. Mein Hausarzt und Freund Chuck Morris war immer an meiner Seite. James Butrynski und Jeff Morgan haben als Onkologen die beiden Behandlungsphasen koordiniert. Die Krankenschwestern Kathy Polson und Melissa Hohos haben mich ebenso kompetent begleitet. Die Chirurgen Chan Raut, Don Annino, Julian Pribaz und Simon Talbot haben mein Gesicht vom Krebs befreit und danach wieder rekonstruiert. Phillip Devlin hat die restlichen Krebszellen mit Strahlentherapie beseitigt.

Andy Wagner und seine Frau Lynne waren immer da, wenn wir sie brauchten. Trish Kritek gab mir ihre Stimme, als ich selbst keine hatte. Caroline Fox war bei meinen Behandlungen, wenn Helle nicht da sein konnte, und hat, wie Kathleen Corey bei der zweiten Behandlung, unsere Essensversorgung koordiniert. David Cohen war immer zur Stelle, wenn ich ihn brauchte. Mein Mentor Bob Mayer hat darauf geachtet, dass ich die Prinzipien der Patientenversorgung, die er mir beigebracht hat, auch auf mich selbst anwenden durfte. Meine Forscherkollegin und Freundin Trista North hat mein Labor gerettet, als ich es selbst nicht führen konnte. Mein Mentor und Trompeterkollege Len Zon hat mich mit wissenschaftlichen Diskussionen und Einladungen zu Sportveranstaltungen abgelenkt. Mein Genetik-Chef Dick Maas gab mir nicht nur Jerome Groopmans Buch, sondern war auch jedes Mal zur Stelle, wenn ich aus einer der vielen Narkosen aufwachte. Ann LaCasce gab mir die Gelegenheit, mit unseren Assistenzärzten in der onkologischen Facharztausbildung über meine Behandlung zu sprechen. Meine Chefin Katrina Armstrong war während meiner zweiten Erkrankung und in jeder Hinsicht für mich da.

Meine Freunde Christoph Lange und Nele Beinker nahmen unsere Jungen mit in die Sommerferien, als ich bestrahlt wurde; Hinrik und Susann Strömer kümmerten sich um Lavinia. Joan Isenberg hat unsere Kinder beaufsichtigt und uns viele Male mit Essen versorgt. Meine Schwiegermutter Edith Sachse hat uns bei beiden Krankheitsphasen immer unterstützt. Mein Bruder Tobias und seine Frau Natascha haben uns aus der Ferne ihre Liebe spüren lassen und sich um meine Mutter gekümmert, als ich selbst keine Kraft hatte.

Meine Labormitarbeiterinnen und -mitarbeiter waren und sind in ihrer Unterstützung für mich immer präsent. Meine Labormanagerin Kristen Alexa hat alles koordiniert. Sie haben T-Shirts und Buttons für mich bedruckt, kleine Geschenke eingepackt, um mich bei Laune zu halten. Vor allem haben sie unsere Forschungsarbeit weitergeführt, als ich selbst ihnen keine Richtung geben konnte.

In meiner klinischen gastroenterologischen Abteilung am Massachusetts General Hospital lief alles weiter, ohne mich beinahe besser als mit mir. Mein Abteilungsteam um Erin Stewart, Peter Carolan, Brian Jacobson, Karin Andersson,

Andrea Reid sowie jeder und jede einzelne unserer Ärzte, Schwestern und Mitarbeiter haben mich unterstützt, indem sie ihre Aufmerksamkeit voll und ganz auf unsere Patienten richteten. Während meiner ersten Erkrankung standen mir alle meine Kollegen in der gastrointestinalen Onkologie am Dana-Farber-Krebszentrum zur Seite, um meine Patienten und mich zu versorgen. Besonders meine Kliniksekretärin Kim Bremner sorgte dafür, dass jeder Patient seine kontinuierliche Betreuung erhielt.

An der Harvard Medical School im Harvard-MIT Program in Health Sciences and Technology haben mich meine Kollegen, Freunde und Studierenden in vielerlei Weise unterstützt und getragen, vor allem Junne Kamihara, Daniel Solomon, Rick Mitchell, Matthew Frosch, Patty Cunningham, Kate Hodgins, Emery Brown, Ed Hundert, David Golan und George Daley gilt mein größter Dank.

Hans-Joachim Knoke und Steven Emery gaben mir die Musik zurück.

Meine Freunde im Longwood Symphony Orchestra und beim Pan Mass Challenge gaben mir Gemeinschaft und Rückhalt.

Rania Matar hat mich in ihren Fotos in den Mittelpunkt gestellt, mir gezeigt, dass ich präsent bin, dass ich trotz aller physischen Veränderungen eine Vergangenheit und eine Zukunft habe. Dieses Buch wäre ohne ihren Einfluss nicht entstanden.

Von Julia Vorrath, Lektorin im Rowohlt Verlag, stammt die Idee, meine Erfahrungen in einem Buch niederzulegen und damit einem größeren Publikum zugänglich zu machen. Sie hat auch in den schwierigen Phasen immer daran geglaubt, dass es erscheinen wird. Danke.

Meiner Übersetzerin und Lektorin Doris Mendlewitsch gilt mein größter Dank. Sie hat das Entstehen des Buchs über mehr als zwei Jahre begleitet und mir geholfen, meine Gedanken zu ordnen. Außerdem hat sie meine Arbeitsweise durchschaut und dafür eine nützliche Kombination aus Termindruck und größtmöglicher Freiheit entwickelt.

Helle und meinen Kindern Lavinia, Felix, Leander und Thalia gelten alle meine Liebe und mein Dank. Sie haben sich meine Krankheit ebenso wenig ausgesucht wie ich. Sie sind nie von meiner Seite gewichen. Ich hoffe sehr, dass das Leben für uns alle noch viele frohe Zeiten bereithält.

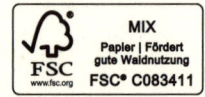